在生活中養生

情志調養、飲食養生、經絡保健，
中醫日常調養之道

呂沛宛，侯江紅 主編

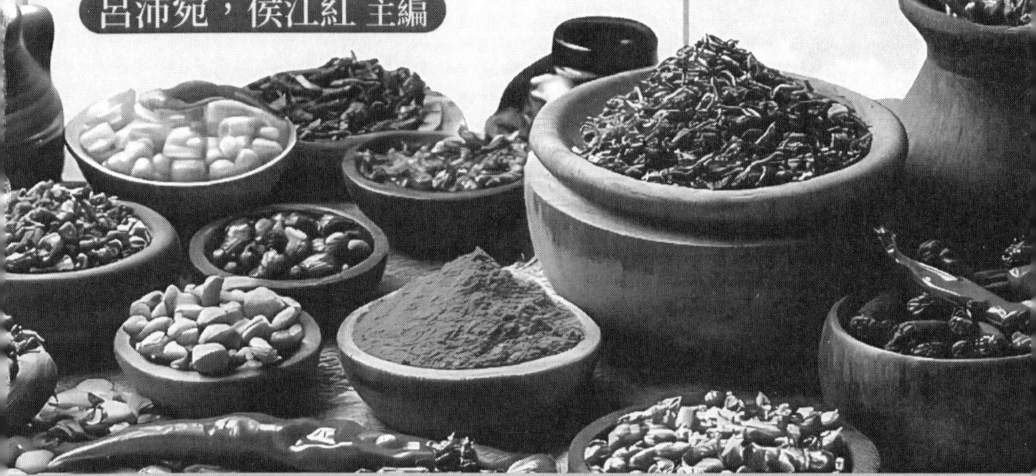

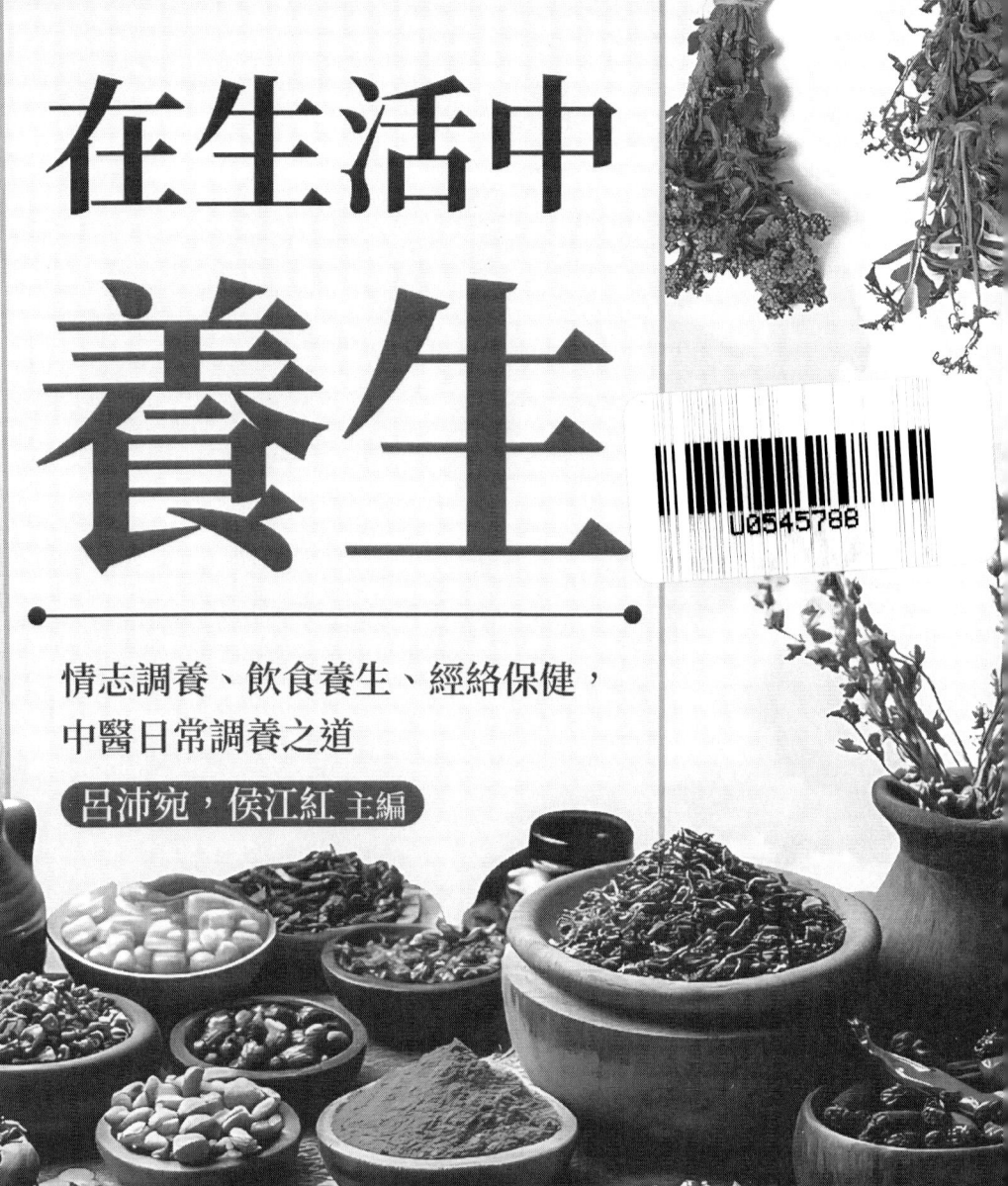

順應自然×調和陰陽

從日常習慣打造健康長壽的生活方式
簡單好落實的日常保健之道，才是養生的王道！

目錄

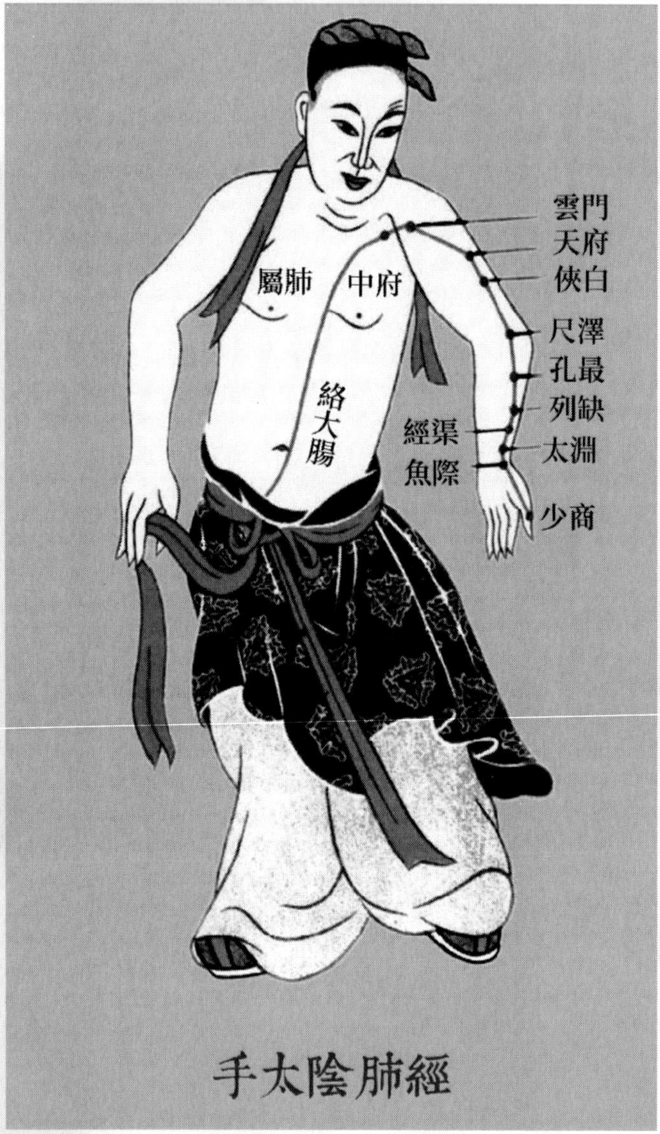

手太陰肺經

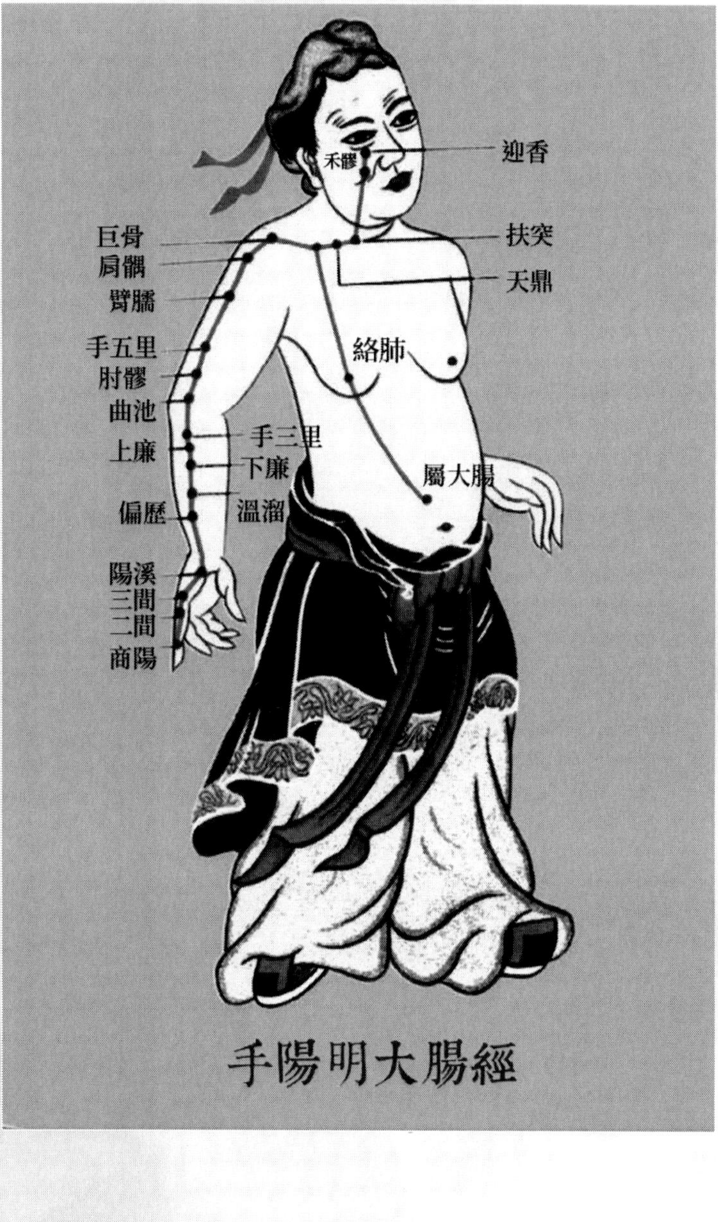

手陽明大腸經

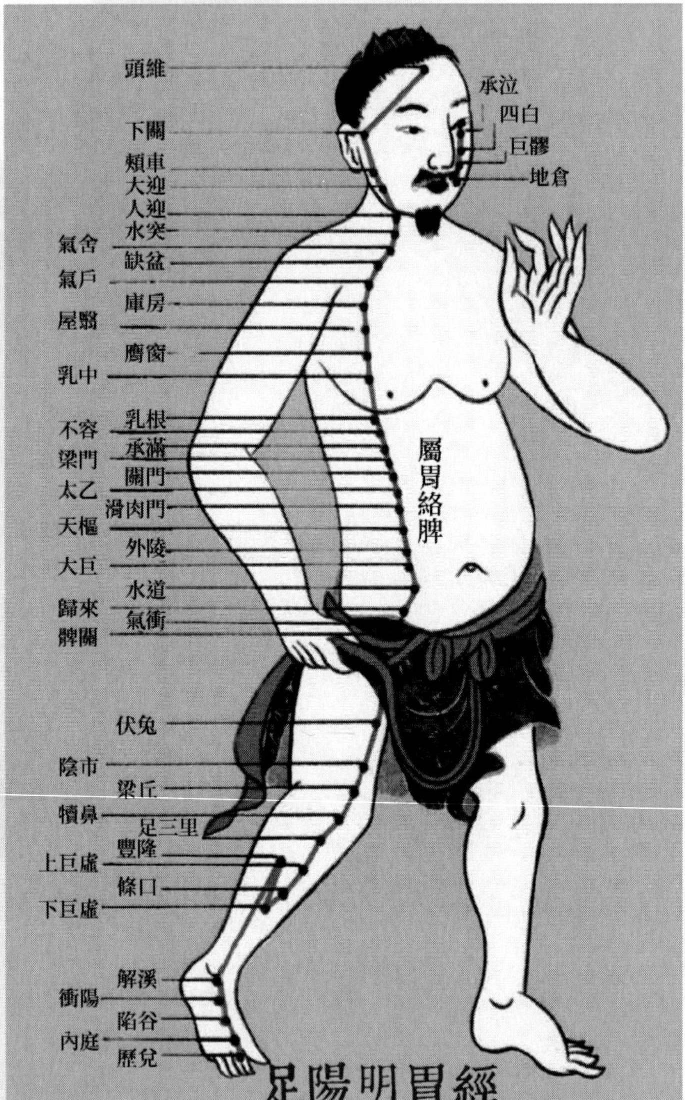
頭維
承泣
四白
下關
巨髎
頰車
地倉
大迎
人迎
水突
氣舍
缺盆
氣戶
庫房
屋翳
膺窗
乳中
乳根
不容
承滿
梁門
關門
太乙
滑肉門
天樞
外陵
大巨
水道
歸來
氣衝
髀關
屬胃絡脾
伏兔
陰市
梁丘
犢鼻
足三里
豐隆
上巨虛
條口
下巨虛
解溪
衝陽
陷谷
內庭
歷兌

足陽明胃經

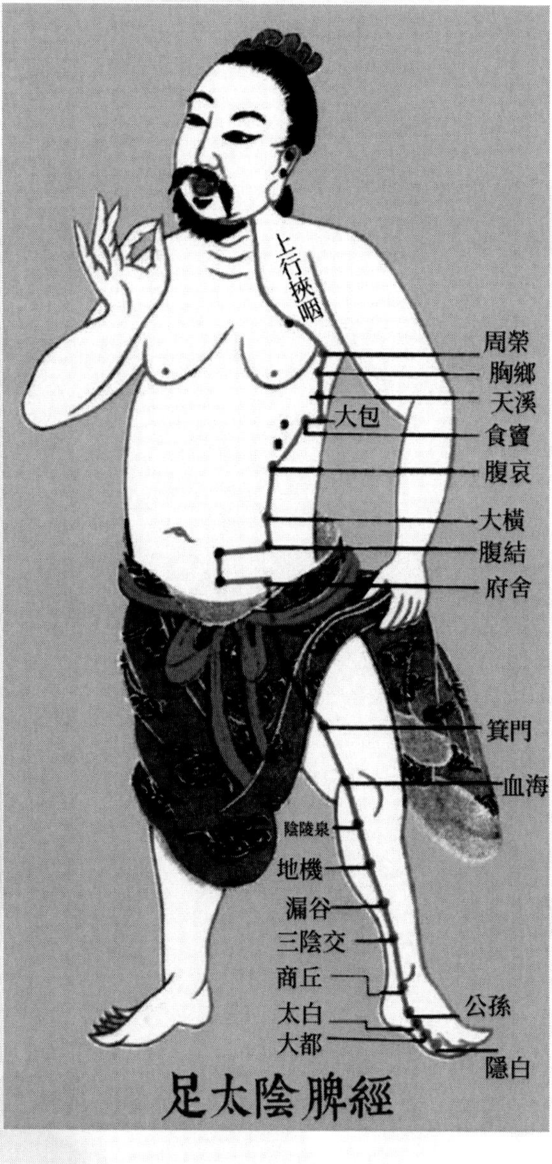

足太陰脾經

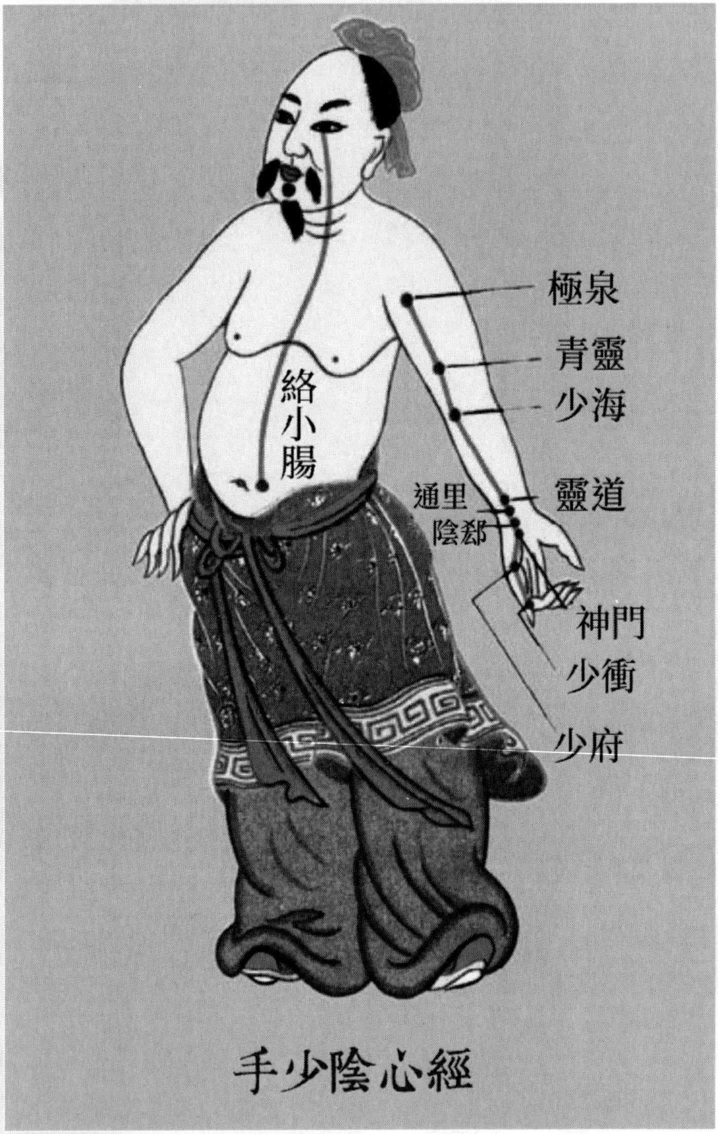

手少陰心經

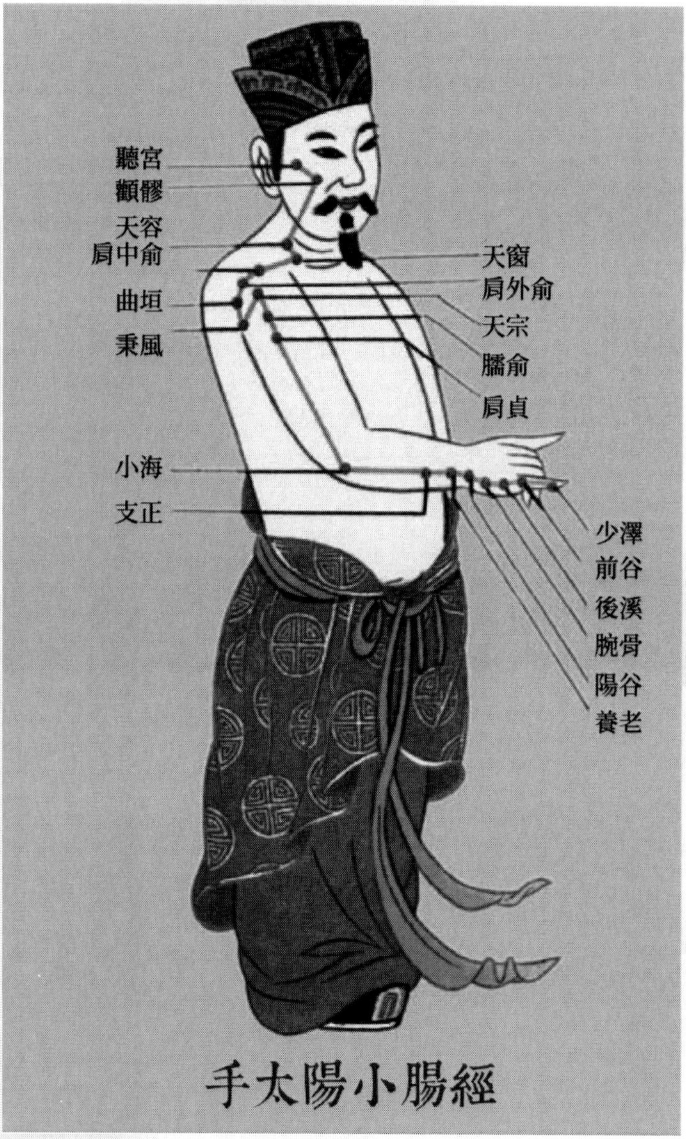

手太陽小腸經

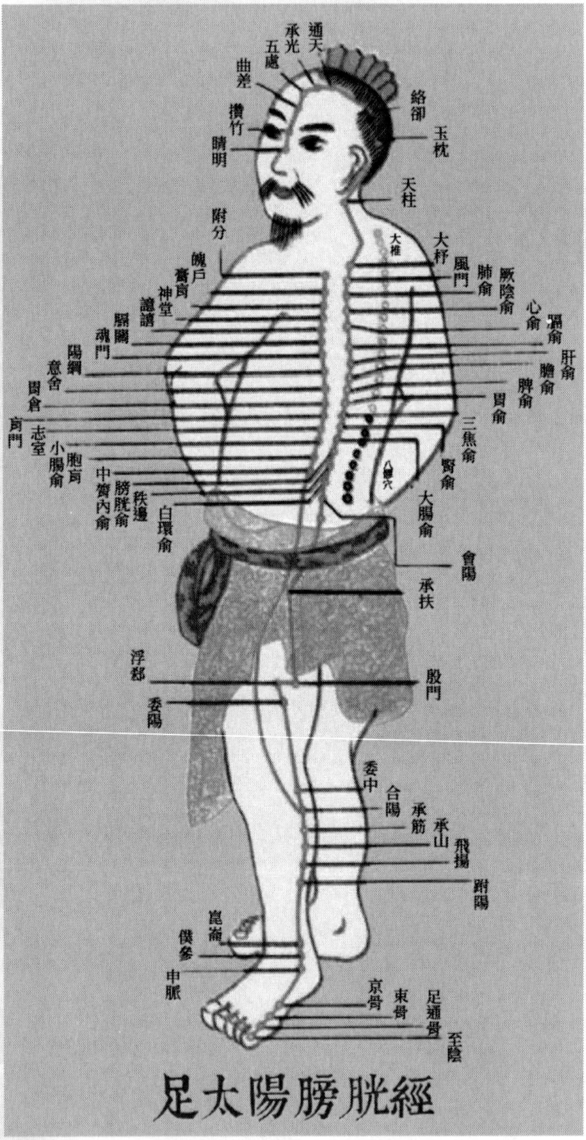
通天
承光
五處
曲差
攢竹
睛明
絡卻
玉枕
天柱
附分
大椎
大杼
風門
肺俞
厥陰俞
心俞
膈俞
肝俞
膽俞
脾俞
胃俞
三焦俞
腎俞
大腸俞
八髎穴
魄戶
膏肓
神堂
譩譆
膈關
魂門
陽綱
意舍
胃倉
肓門
志室
小腸俞
胞肓
中膂內俞
膀胱俞
秩邊
白環俞
會陽
承扶
浮郄
殷門
委陽
委中
合陽
承筋
承山
飛揚
跗陽
崑崙
僕參
申脈
京骨
束骨
足通谷
至陰

足太陽膀胱經

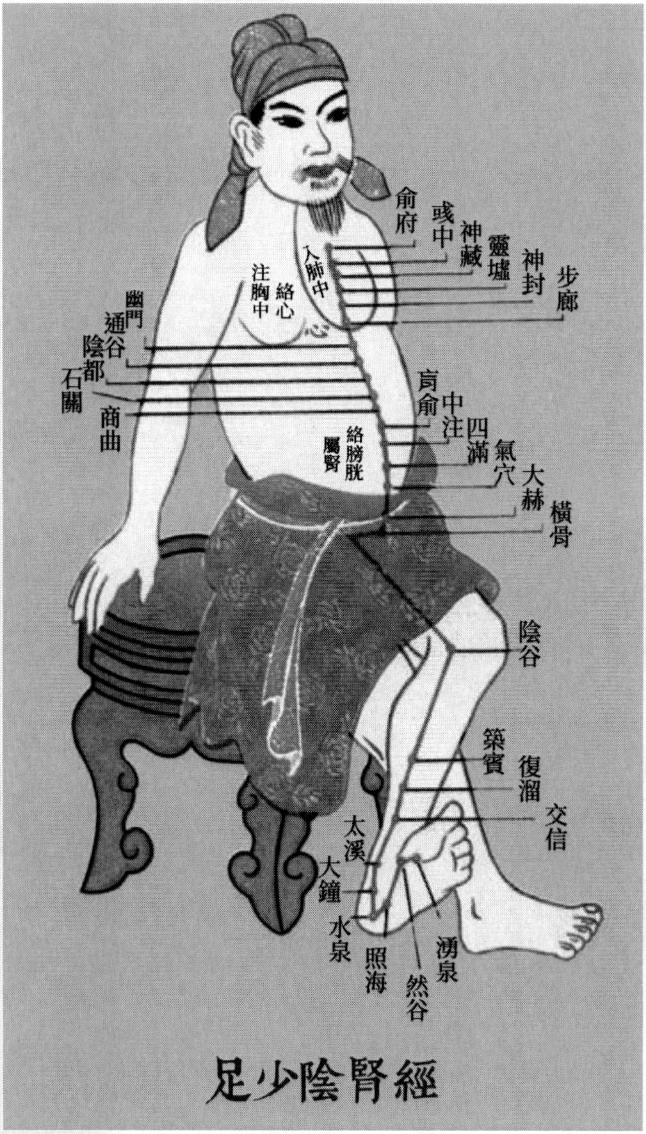
俞府
彧中
神藏
靈墟
神封
步廊
入肺中
注胸中
絡心
心
幽門
通谷
陰都
石關
商曲
肓俞
中注
四滿
氣穴
大赫
橫骨
絡膀胱
屬腎
陰谷
築賓
復溜
交信
太溪
大鐘
水泉
照海
然谷
湧泉

足少陰腎經

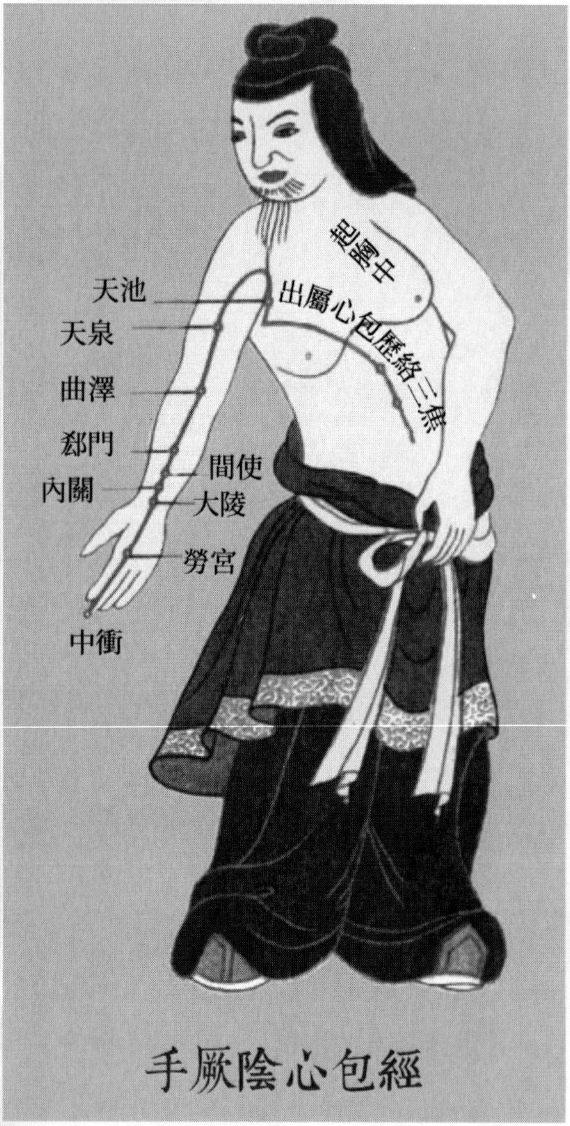

手厥陰心包經

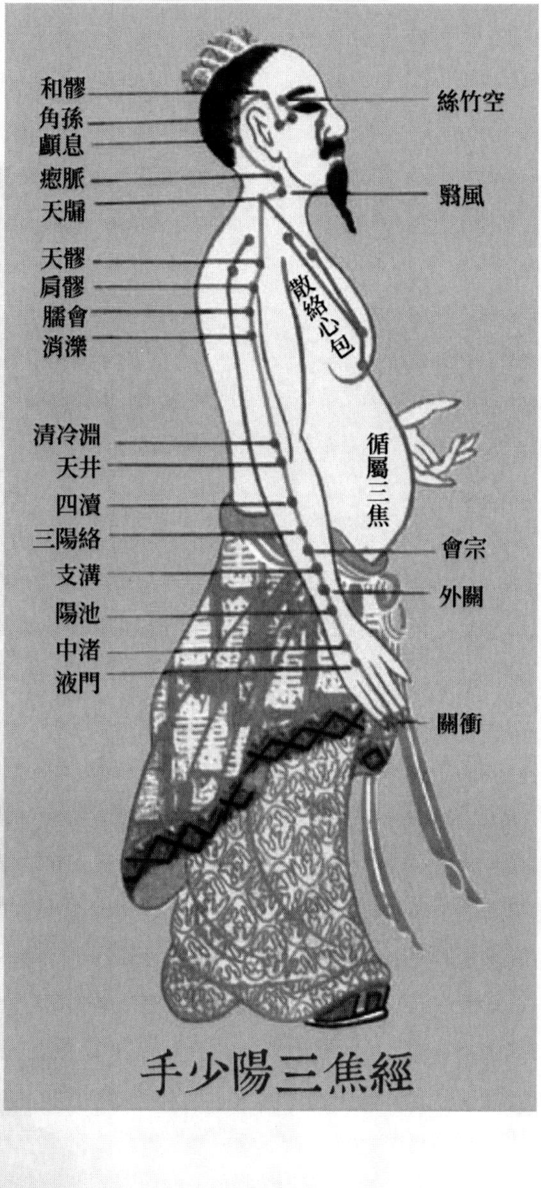
和髎
角孫
顱息
瘈脈
天牖
天髎
肩髎
臑會
消濼
清冷淵
天井
四瀆
三陽絡
支溝
陽池
中渚
液門
絲竹空
翳風
散絡心包
循屬三焦
會宗
外關
關衝

手少陽三焦經

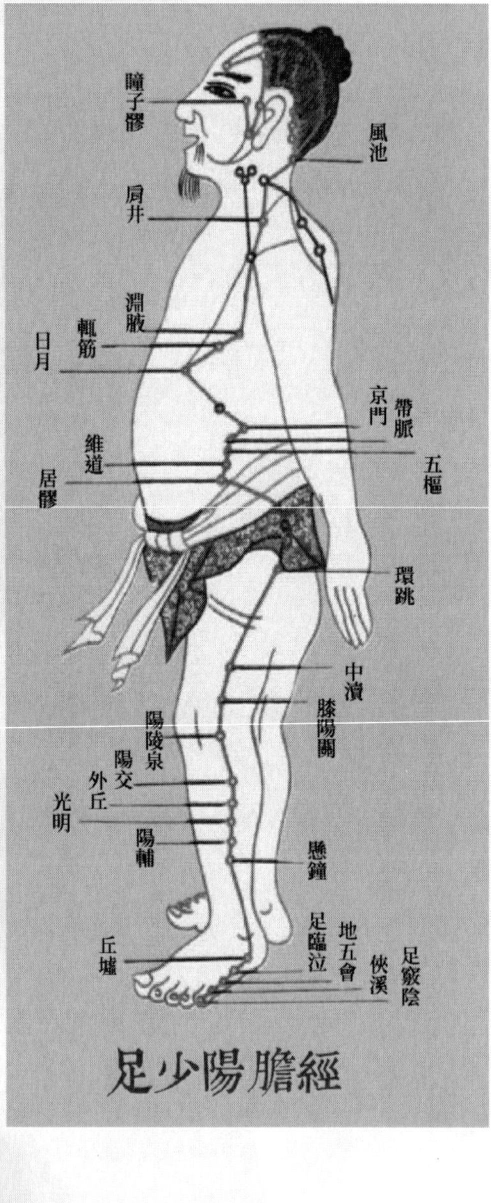
瞳子髎
風池
肩井
淵腋
輒筋
日月
京門
帶脈
五樞
維道
居髎
環跳
中瀆
膝陽關
陽陵泉
陽交
外丘
光明
陽輔
懸鐘
丘墟
足臨泣
地五會
俠溪
足竅陰

足少陽膽經

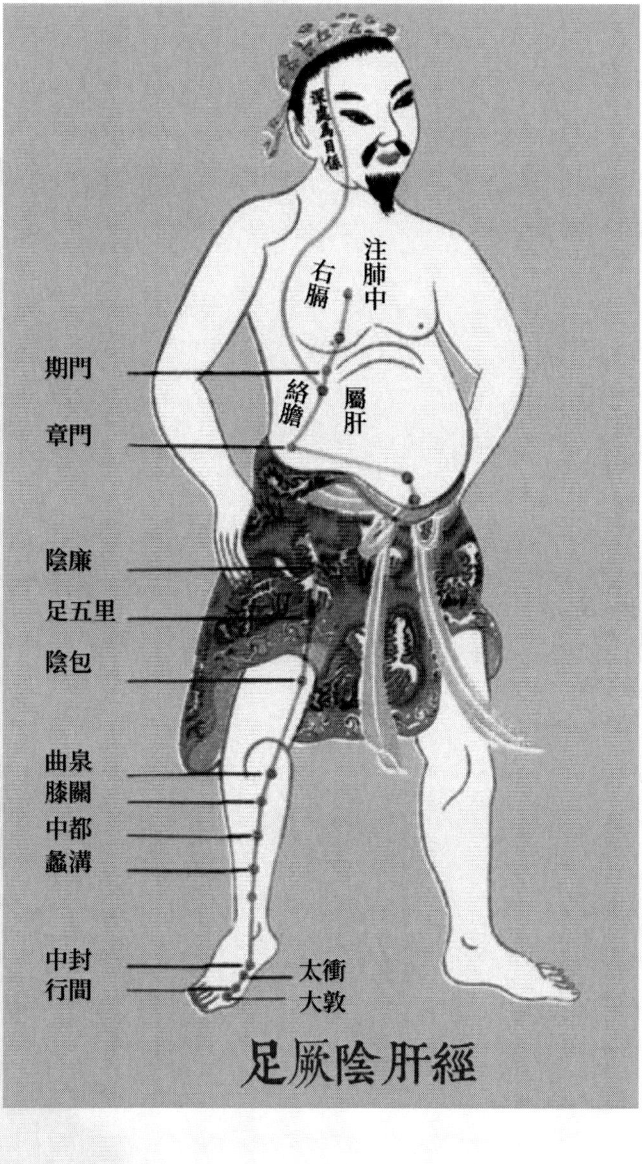
注肺中
右膈
期門
絡膽
屬肝
章門
陰廉
足五里
陰包
曲泉
膝關
中都
蠡溝
中封
行間
太衝
大敦
足厥陰肝經

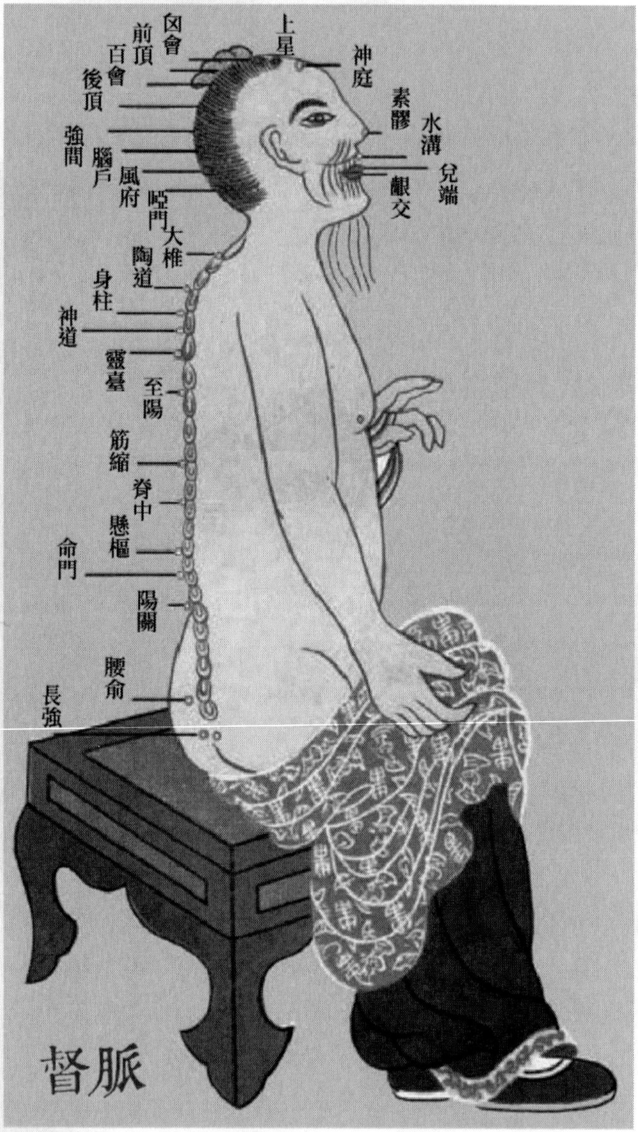
囟會
上星
前頂
神庭
百會
後頂
素髎
水溝
強間
腦戶
兌端
風府
齦交
啞門
大椎
陶道
身柱
神道
靈臺
至陽
筋縮
脊中
懸樞
命門
陽關
腰俞
長強

督脈

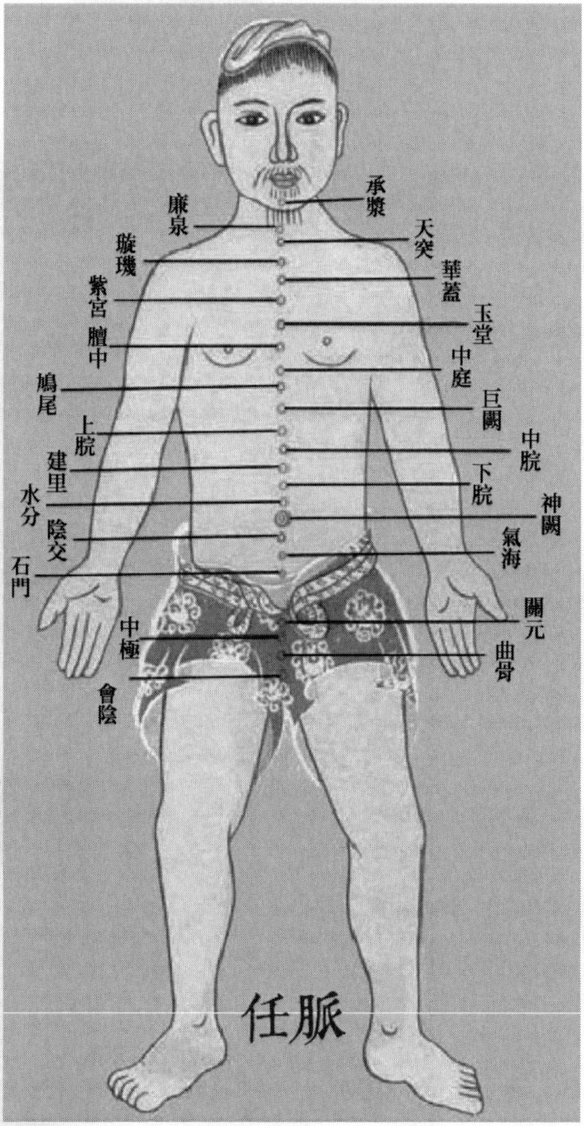

任脈

前言

每天看診，常遇到一臉憔悴、滿身疲倦的患者，拿著體檢報告，焦慮地問我：「醫生，您看我應該掛哪一科看病？」看看體檢報告，上面寫著如下提示：①腦供血不足，頸動脈斑塊；②甲狀腺囊實性結節，建議動態觀察；③二尖瓣、三尖瓣瓣膜輕度閉鎖不全；④乳房纖維囊腫；⑤膽囊息肉，肝囊腫；⑥子宮肌瘤，卵巢囊腫；⑦高脂血症。

以上種種身體不良情況，不僅對患者造成困擾，也不斷促使我思考：隨著經濟的發展，社會的進步，我們民眾的健康是怎麼了？身為醫生，怎樣才能最有效地減輕患者所受的痛苦呢？

如果沒有良好的睡眠、可口的飲食、適當的運動、美好的心情，我們的身體會好嗎？許多時候，局部器官的疾病，局部因素占 15%，全身性因素占 85%。

當我們生病時，不要怪罪爸爸、媽媽，因為遺傳因素只占 15%；更不要抱怨環境，雖然環境對健康有一定的影響，但是只占 8%。

生病的時候，醫生是萬能的嗎？不，他們最多只能給予幫助和安慰。

前言

想戰勝疾病，最好的醫生是自己，因為，健康風險因素中，60%與不健康的生活方式有直接相關。

本書參考了若干相關資料，引用原文的以「上標」註明序號，標在書後參考文獻中；參考醫學書籍醫理的部分，直接標注在參考文獻中。

中醫博大精深，雖反覆校稿、審稿，但認知局限難免，錯謬之處請良師諍友斧正。

編者

一、中醫養生的
核心理念與基礎知識

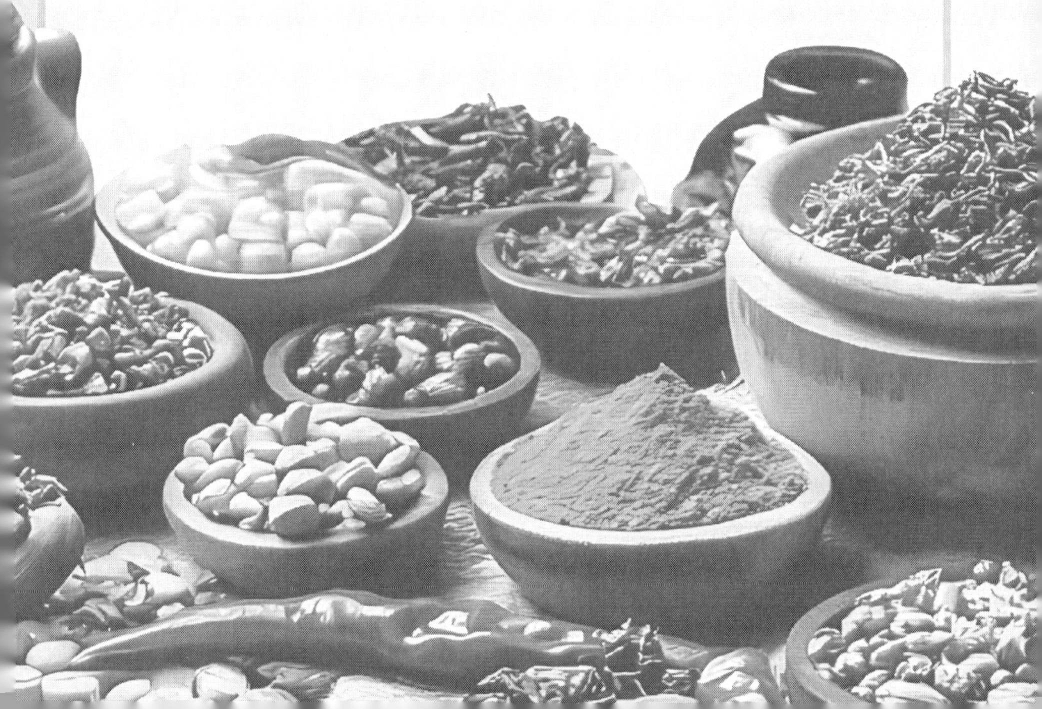

(一) 中醫養生保健，是指在中醫理論指導下，透過各種方法達到增強體質、預防疾病、延年益壽目的的保健活動

養，即調養、保養、補養之意；生，即生命、生存、生長之意。

現代意義的「養生」，指的是根據人的生命過程規律，主動進行物質與精神的身心養護活動。

保健是指為保持和增進人們的身心健康而採取的有效措施，包括預防各種因素引起的精神疾病或軀體疾病的發生。

中醫學理論體系的主要特點是整體觀念、辯證論治，主要展現在人與自然、人與社會、人體自身的整體性。

人類生活在自然界中，自然界存在著人類賴以生存、繁衍的環境和必要條件，大自然的陽光、空氣、水、溫度、磁場、引力、生物圈等，構成了人類賴以生存的環境，同時自然環境的變化，又可以直接或間接地影響人體的生命活動。

有智慧的人，懂得順應自然，春生、夏長、秋收、冬藏的陰陽變化節律而養生。例如：春夏要晚睡早起，秋天要早睡早起，冬天要早睡晚起，就是順應自然晝夜變化的規律。

調和陰陽。臟腑陰陽內在調和，人體氣機的出入升降、表

裡、寒熱、虛實的各種狀態就會和諧，達到經絡肢節柔順、關節通利、筋骨健壯，正如流水不腐，戶樞不蠹，生命長久，形與神俱，這才是養生的最終目標。很多疾病都與人體免疫力相關，當身體的免疫系統產生了對抗身體健康細胞的抗體，就會出現許多疑難雜症，本質是身體陰陽不和的表現。

中醫養生學倡導人們養生著眼於日常生活中的每個細節，從小處著手：

1. 完善健康期

女性 0 ～ 34 歲、男性 0 ～ 39 歲為生長發育和生理功能較完善的階段，即完善健康期。

這期間多數人偶爾罹患疾病，經過治療後也相對容易康復。

養生要點：

- 給予足夠、均衡的飲食營養。
- 家長、老師應透過言傳身教，讓兒童養成健康的生活方式。
- 進行良好的心理養生教育，打造人生的黃金體質和良好品行。

2. 維持健康期

女性 35 ～ 65 歲、男性 40 ～ 65 歲為生理功能維持階段，即維持健康期。

(1) 易形成疾病期：即女性 35 ～ 41 歲、男性 40 ～ 47 歲，對一些忽視健康的人來說，屬易形成疾病期，也是健康與不健康的分界線。在這個時期，既是人生創業出成果的時期，也是工作與家庭負擔最重的時期。一些人因完善健康期身體健康狀況良好，便認為自己身體好、抵抗力強，就無限透支自己的健康，致使生理功能從頂峰狀態迅速下滑，各方面功能衰退，一些慢性衰退性疾病和重症疾病極易開始形成。

養生要點：應意識到自己正處於易形成疾病期，妥善安排生活和工作，維持正常的生理功能。

(2) 高風險期：女性 42 ～ 55 歲、男性 48 ～ 60 歲為危險期。因為長期處於工作和家庭的雙重壓力下，在這個時期，心理壓力很大，往往在奮發打拚時，忽視很多身體的警報訊號，罹患心血管疾病、腦血管疾病、糖尿病和腫瘤等，甚至英年早逝。

養生要點：維護和完善身體各組織器官，未病先防，既病防變，以延長其優質使用期。切忌仗著自己身體好而無限透支精力和體力。

(3) 過渡期：女性 56 ～ 65 歲、男性 61 ～ 65 歲為過渡期。這期間多數人事業有成，家庭承擔的重任也大致完成，精神和經濟上的壓力減輕，保健意識有所增加。但人到了這個年齡層，部分生理功能會快速衰退或喪失，身體已發生很大改變。

養生要點：應清楚意識到自己的身體已大不如前，但退休生活是一種全新的生活方式。

為了身體健康，制定適當的健身計畫，應採取適宜的措施保養身體。

3. 功能衰退期

66 歲以後為生理功能衰退期。人的面容和組織器官的功能，以及身體的靈活度，都已發生質的變化。身體功能處於逐漸加速衰退的狀態，一些忽視健康的人，到了這個時期，可能備受病痛折磨。

養生要點：

- 定期體檢，身體稍有不適，應及時就醫治療。
- 充分依靠養老、護理機構，聽從養生專家的指導，重視每一個養生細節，積極調理身體，包括骨關節及聽力、視力、記憶力等功能的訓練和養護。
- 調整情緒，保持樂觀。
- 正確理解這個時期身體變化是人類自然衰退的過程，不抱怨、不悲傷。

總之，要根據各個年齡階層與健康的特點，找到適合自己健康的養生方法，以達到增強體質、預防疾病、延年益壽的目的。

(二) 中醫養生的理念是順應自然、陰陽平衡、因人而異

中醫養生理念所說的順應自然、陰陽平衡，是讓人體自身與社會、與自然、與周圍環境、與人處於一個和諧的狀態，在這個和諧的狀態下養生，保持生命的陰陽平衡。

所謂「自然」，其實就是「天地萬物的運作規律」。現在許多人的生活起居方式，常與自然規律相悖而行。晚上該去睡覺的時間，卻用來玩手機、玩電腦、與朋友聚會、為工作加班等；白天正常工作與生活的時間，卻無精打采。冬天本是保暖避寒就溫的季節，滿街年輕人卻穿著露腳踝的九分褲，冰淇淋店的生意依舊興盛。夏天冷氣開得寒氣刺骨，冬天暖氣開得「熱氣騰騰」……而這些與「自然規律」相違背的生活方式，久而久之，會導致身體的陰陽失衡、氣血失和，於是越來越多疾病開始好發且年輕化。人的生命不能違背自然執行的基本規律。冬天當冷，夏天當熱，這就是最基本的「順時」養生之理。依此規律養生，可減少疾病的發生。

針對每個人不同的體質，要有個體化養生的差別。有人說經常喝菊花茶可以清瀉肝火，於是有些人也跟著喝菊花茶，結果卻腹瀉不止；有人經常跑步，感覺對身體有益，於是有些人

也開始去跑步，也可能有些人關節不好或體重太重，跑了一段時間，反而加重關節的磨損。所以養生千萬不能人云亦云，不應該盲從。關於養生，一定要對自己的身體有清楚的了解與認知，找到適合的養生方法，建立一個健康的自我養生體系，這樣才能稱得上是正確的養生之道。

(三) 情志、飲食、起居、運動是中醫養生的四大基石

中醫養生內容豐富，形式多樣，具體實施主要就是從情志、飲食、起居、運動四個方面進行。

1. 調攝情志

志指人的情緒、情感。傳統醫學將人的情志活動歸納為喜、怒、憂、思、悲、恐、驚，稱為「七情」。七情六欲，人皆有之，在一般情況下，情感的變化乃是人之常情，是本能的反應，情志正常表達，是人體健康的一個重要環節。如果情緒過於持久、過於劇烈，超越常度，就會導致體內氣血紊亂，五臟功能受損。例如：《紅樓夢》中林黛玉總是很憂傷，中醫認為過悲傷肺，時間久了，加重了黛玉的肺結核。《三國演義》中，周

瑜雖年輕有才幹，但卻妒忌諸葛亮的才能，被諸葛亮用計氣死了，中醫認為大怒則形氣絕。在臨床診療中，許多疾病發生都與情志失調有關。

《素問．舉痛論》曰：「喜則氣和志達，榮衛通利。」據調查顯示，高齡老人的經濟和生活狀況各不相同，但他們的生活滿意度和快樂感都比一般人高，當問及「是否不論遇到什麼事情都能想得開」時，僅5.8%的老人回答否。

人生不如意之事十常八九，生活和工作在不同環境，有不同的苦惱，沒有人是一帆風順的，不管你身居何處，都要以一個平和的心態去對人、對事，如意的時候不忘乎所以，不如意的時候從容面對，唯「恬淡虛無，真氣從之；精神內守，病安從來？」（《素問．上古天真論》）

2. 合理飲食

飲食是人體賴以生存和維持健康的基本條件之一，「食者生民之天，活人之本也。故飲食進則谷氣充，谷氣充則氣血勝，氣血勝則筋力強）。」（《壽親養老新書》人們飲食的根本目的在於使人氣足、精充、神旺、健康長壽。隨著生活水準的提升，人們飲食結構發生很大的改變，從以碳水化合物為主，變成了高蛋白、高脂肪為主；飲食習慣也不好，晚餐吃得晚、吃得太飽；運動量又在不斷減少，導致越來越多肥胖人群和亞健康人群。在社會物質較豐富、科技水準日益提升的今天，怎麼吃得更為健康，才是我們需要關注的課題。

合理的飲食就是要合理地搭配食物，注意飲食宜忌，以補益精氣，糾正臟腑陰陽之偏頗，從而讓身體處於健康的狀態。很早以前，人們就開始注重飲食養生，不少醫學家們也留下了寶貴的文獻數據，總結起來，有三大原則：一是謹和五味，不能偏嗜某種味道；二是吃飯要定時定量，晚餐不可過飽；三是要固護脾胃。

3. 起居調攝

「起居有常」是《素問・上古天真論》對起居養生的要求，「常」即「常度」，是指生活作息有一定的規律。中醫認為，人的起居規律應與一天之中晝夜晨昏的變化相一致，並隨一年之春、夏、秋、冬四季變化規律進行調整。古代養生家認為，起居作息有規律，以及保持良好的生活習慣，能提升人體對自然環境的適應能力，從而避免發生疾病，達到延緩衰老、健康長壽的目的。隨著現代人夜生活越來越豐富，大家睡覺的時間越來越晚，尤其是年輕人，他們並不認為熬夜會對健康有多大危害，只要第二天晚起一點，補回來就可以了。事實上，長期熬夜對身體的危害，比你想像還嚴重得多。

一位 32 歲女博士、兩歲男孩的媽媽，生前任某大學社會發展與公共政策學院教授，後來被診斷為乳腺癌末期。她在得病之後開始反思，晚上 12 點前沒有睡過覺，平常早睡也通常在凌晨1點前，嚴重的時候，會熬通宵。得了癌症後，她深刻理解到「長期熬夜等於慢性自殺」的含義。

有規律的週期性變化，是宇宙間的普遍現象，從天體執行到人體生命活動，都有內在規律。「日出而作，日落而息」，白天活動，晚上就應該好好休息，生命有規律，才能讓你精神飽滿、健康長壽。

4. 運動養生

祖先很早就意識到運動對身體健康的重要性，馬王堆出土的《導引圖》中就記載了44個人物的運動場景，五禽戲、八段錦、太極拳、易筋經等強身健體之術，流傳至今。《呂氏春秋》中明確指明運動養生的意義：「流水不腐，戶樞不蠹，動也。形氣亦然，形不動則精不流，精不流則氣鬱。」這裡用流水和戶樞打比方，水流動就不會腐敗，木門軸常轉動就不會被蟲蛀，人適度地運動，氣血才能執行通暢，身體才會健康；如果不運動，則氣血的流動就會有所阻礙，有損健康。

有人說，最好的運動是勞力，有人說最好的運動是快走，有人說最好的運動是練習書法……關於具體運動的方式，找到適合自己的運動，動到「形勞而不倦」的程度，就可以了。

(四) 中醫養生保健強調全面保養、調理，從青少年做起，持之以恆

中醫養生重在整體性和系統性，人是統一的整體，無論哪個環節出現問題，都會影響身體健康。所以，養生是對生命活動各個環節的綜合調養，因人、因時、因地制宜，根據年齡、性別、體質、職業、生活習慣等不同特點，有針對性地選擇相應的調養方法，包括順四時、慎起居、調飲食、戒色慾、暢情志、動形體，以及針灸、推拿、藥物養生等諸方面內容。

養生保健不是一朝一夕、一勞永逸的事情，一旦找到適合自己的養生方法，就要堅持做下去，對身體必有好處。滴水穿石不是水的力量多大，而是堅持，養生亦是如此。

健康是促進人全面發展的必然要求，是社會發展的基礎條件。青少年是國家的花朵，民族未來的希望。他們正處於身體發育的關鍵階段，及早養成健康的生活方式，對他們今後的健康至關重要。在競爭日益激烈的當今社會，青少年在課業、生活、就業、情感、交際等方面，有很大的壓力。而這些因素，對青少年的健康狀況造成了一定的影響。養生從青少年做起，培養孩子良好的、正確的生活習慣、學習態度和社會適應能

力，教導孩子們如何在不可逃避的壓力下，有一個健康的身體、良好的心態，應是我們的社會責任。

(五) 中醫「治未病」思想涵蓋健康與疾病的全程，主要包括三階段：一是「未病先防」，預防疾病的發生；二是「既病防變」，防止疾病的發展；三是「瘥後防復」，防止疾病的復發

中醫治未病最早來自《素問．四氣調神大論》，如「夫四時陰陽者，萬物之根本也」，「聖人不治已病治未病，不治已亂治未亂」，「渴而穿井，鬥而鑄錐，不亦晚乎？」它告訴我們，最好的醫生，就是讓你不生病的醫生。

治未病的內涵可被解釋為「未病先防、既病防變、瘥後防復」3 個部分。

「未病先防」是指在未病之前，採取各種措施，做好預防工作，以防止疾病的發生。疾病的初期，病位較淺，病情多輕，正氣未衰，病較易治，因而傳變較少。診治越早，療效越好，若不及時診治，病邪就有可能步步深入，使病情越趨複雜、深重，治療也就更加困難。中醫院兒科專家就常建議家長們在季

節交替時，對孩子進行調理，以預防疾病，特別是稟賦不足、容易生病的孩子。孩子少生病，全家都安心。

「既病防變」是指在疾病發生的早期階段，應力求做到早期診斷、早期治療，以預防疾病的發展和傳變。天氣突然降溫時，孩子由於沒有及時增添衣物而受涼，出現打噴嚏、流鼻涕等感冒症狀，這時喝杯薑茶、泡泡腳、稍微出點汗，感冒就可能會好。有些體質差的、沒有進行治療，根據疾病的發展規律，過幾天就會出現咳嗽的症狀，這時還沒調治好的話，疾病輕的時候還好，疾病較重或某階段免疫力低下時，就有可能發展為慢性支氣管炎或哮喘（氣喘）。

「瘥後防復」指疾病初癒，雖然症狀消失，但此時邪氣未盡，正氣未復，要防止疾病的復發。例如：很多孩子消化不良、食慾不振，剛痊癒後，家人覺得孩子這幾天都沒吃什麼飯，就趕緊讓孩子補充肉、雞蛋、牛奶，結果孩子第二天又身體不適了！所以在疾病初癒後，此時患者氣血衰少，津液虧虛，適當給予飲食調養，注意勞逸得當，生活起居有規律，可避免疾病的復發。

中醫治未病思想對現代人的指導意義：從治未病思想的發展溯源來看，先人基於對抗自然環境、抵禦及防治疾病的需求，開始研究如何解決遇到的疾病問題，如何適應自然。在這個過程中，治未病思想也逐漸形成中醫特有的一種文化，縱觀中醫發展史，中醫治未病是智慧的先人在長期的生產及生活實踐中不斷沉澱、完善、豐富而發展起來的，它是中華民族傳統文化的有機組成。今天我們需要的不僅僅只是生存下來，而是如何更有品質地生存，並使生存時間延長，所以今天的我們仍在說「治未病」，並用這種理論和方法，指導人們的保健活動。

（六）中藥保健是利用中藥天然的偏性，調理人體氣血陰陽的盛衰。服用中藥應注意年齡、體質、季節的差異

1. 中藥保健是利用中藥天然的偏性，調理人體氣血陰陽的盛衰

中藥保健是利用中藥天然的偏性，糾正人體氣血陰陽的失調狀態。自然界孕育生命生長的每種物質，包括水、空氣、玉石等，都有其屬性，以各自不同屬性，稟受天地之氣，伴隨四時陰陽的消長變化，而形成寒、熱、溫、涼獨立的個體性質，可以糾正因感受內外邪氣使人體陰陽失調、氣血逆亂的失衡狀態。合理地分析中藥對人體臟腑氣血的藥理作用和配伍方法，是中醫獲得療效的基礎，且服用中藥應注意患者年齡、體質、季節與病因、病機相適宜。

中醫學認為疾病的發生、發展過程，是致病因素作用於人體，引起身體正邪相抗，從而導致陰陽氣血偏盛偏衰，或臟腑經絡功能活動失常的結果。因此藥物治病的基本作用是扶正祛邪、消除病因、恢復臟腑的正常生理功能，糾正陰陽氣血偏盛偏衰的病理現象，使身體最大程度恢復到正常狀態，達到治癒疾病、恢復健康的目的。藥物之所以能夠針對病情發揮上述基本功能，是由於各種藥物本身各自具有若干特性和作用，前人將之稱為藥物的偏性，意思就是以藥物的偏性來糾正疾病所表現出來的陰陽偏盛偏衰。基本內容包括四氣五味、升降浮沉、歸經、有毒無毒、配伍禁忌等。

(1) 四氣：也稱四性，即寒、熱、溫、涼四種藥性，它反映藥物在影響人體陰陽盛衰、寒熱變化方面的作用性質，是說明藥物作用性質的重要概念之一。藥性寒、熱、溫、涼，是從藥物作用於身體所發生的反應概括出來的，與所治疾病的寒熱性質相對應，故藥性的確定，是以用藥反應為依據，病症寒熱為基準。如果是減輕或消除熱證的藥物，一般屬寒性或涼性，如黃芩、板藍根，對發熱、口渴、咽痛等熱證，有清熱解毒的作用，顯示這兩種藥物具有寒性。能減輕或消除寒證的藥物，一般屬溫性或熱性，如附子、乾薑對腹中冷痛、四肢厥冷、脈沉無力等寒證，具有溫中散寒的作用，說明這兩種藥物具有溫熱之性。四性之外，還有一類平性藥，它是指寒熱界限不太明顯、藥性平和、作用較和緩的藥，如黨參、山藥、甘草等。平性是相對而言，不是絕對的，也有偏涼、偏溫的不同，因此仍稱四氣（性）而不稱五氣（性）。

(2) 五味：即指藥物因功效不同而具有辛、甘、酸、苦、鹹等味。其既是藥物作用規律的高度概括，又是部分藥物真實滋味的具體表示。此外還有淡味、澀味。由於長期以來，將澀附於酸，淡附於甘，以合五行配屬關係，故習稱五味。五味最初是依據藥物的真實滋味確定的。

五味如黃連、黃檗之苦，甘草、枸杞子之甘，桂枝、川芎之辛，烏梅、木瓜之酸，芒硝、昆布之鹹。

隨著用藥經驗的發展，人們對藥物作用的知識不斷豐富，一些藥物的功能很難用其滋味來解釋，因而採用以功效推定其味的方法。例如，葛根、皂角刺並無辛味，但前者有解表散邪作用，常用於治療表證；後者有消癰散結作用，常用於癰疽瘡毒初起或膿成不潰之證。二者的作用皆與「辛能散、能行」有關，故皆標以辛味。由此可知，確定味的主要依據有二：一是藥物的真實滋味，二是藥物的功能。

辛：能散、能行，有發散、行氣、行血等作用。一般治療表證的藥物，如麻黃、薄荷；治療氣滯血瘀的藥物，如木香、紅花，都有辛味。辛味藥大多能耗氣傷陰，氣虛陰虧者慎用。

甘：能補、能緩、能和，即有補益、緩急止痛、調和藥性、和中的作用。如人參大補元氣，熟地黃滋補精血，飴糖緩急止痛，甘草調和諸藥等。某些甘味藥還具有解藥食中毒的作用，如甘草、綠豆等，故又有甘能解毒之說。甘味藥大多能膩膈礙胃，令人中滿、腹脹，凡溼阻、食積、中滿氣滯者慎用。

酸：能收、能澀，即有收斂固澀的作用。多用於體虛多汗，久瀉久痢，肺虛久咳，遺精滑精，尿頻遺尿等滑脫不禁的症候。山茱萸、五味子澀精、斂汗，五倍子澀腸止瀉，烏梅斂肺止咳、澀湯止瀉等。酸味藥大多能收斂邪氣，凡邪未盡之證，均當慎用。

苦：能洩、能燥、能堅，即有清熱解毒、瀉火、燥溼的作用。能洩的含義較廣：①通洩。如大黃瀉下通便，用於熱結便祕。②降洩。如杏仁降洩肺氣，用於肺氣上逆之咳喘。枇杷葉除了能降洩肺氣外，還能降洩胃氣，用於胃氣上逆之嘔吐、呃逆。③清洩。如梔子、黃芩清熱瀉火，用於火熱上炎、神躁心煩、目赤口苦等證。

鹹：能下、能軟，即具有瀉下通便、軟堅散結的作用。一般來說，瀉下或潤下通便及軟化堅硬、消散結塊的藥物，多具有鹹味，鹹味藥多用治大便燥結、痰核、癭瘤（甲狀腺結節）、癥瘕痞塊等證。如芒硝瀉熱通便，海藻、牡蠣消散癭瘤，鱉甲軟堅消症。最好理解的，就是平常肩頸僵硬不適，會用鹽袋熱敷，頸部肌肉就柔軟、舒適了。

(3) 升降浮沉：表示藥物對人體作用的不同趨向性，是說明藥物作用性質的概念之一。

升是上升，降是下降，浮表示發散，沉表示收斂、固藏和洩利二便。升浮類藥能上行向外，分別具有升陽發表、祛風散寒、湧吐、開竅等作用；沉降類藥能下行向內，分別具有瀉下、清熱、利水滲溼、重鎮安神、潛陽熄風、消積導滯、降逆止嘔、收斂固澀、止咳平喘等作用。

藥物的性味：凡性溫熱、味辛甘的藥為陽性，多主升浮，如桂枝、麻黃等；而性寒涼、味酸苦鹹的藥為陰性，多主沉降，如天花粉、芒硝等。

藥物的質地輕重：凡花、葉類質輕的藥多主升浮，如菊花、桑葉等；種子、果實及礦物、貝殼類質重的藥多主沉降，如紫蘇子、枳實、磁石、石決明等。

藥物的氣味厚薄：凡氣味薄者多主升浮，如紫蘇葉、金銀花；氣味厚者多主沉降，如熟地黃、大黃等。

炮製和配伍：就炮製而言，酒炒則升，薑汁炒則散，醋炒則收斂，鹽水炒則下行。就配伍而言，在複方配伍中，性屬升浮的藥物在與較多沉降藥配伍時，其升浮之性可受到一定的制約。反之，性屬沉降的藥物與較多的升浮藥同用，其沉降之性，亦會受到一定程度的制約。中醫各醫家在應用有的草藥時，會根據患者病情，酌情選擇藥物是否需要再行炮製，有的患者脾胃虛弱、容易腹瀉，就多用炒製，這樣患者服藥也會非常舒服。如果患者較虛寒，且上焦心肺有虛火，就會使用生甘草來清瀉虛火。還有生烏頭、生南星、生半夏，透過炮製，配伍應用得更加廣泛，還可以增加療效，減弱不良反應和毒性。

(4) 歸經：是藥物作用的定位概念，即表示藥物作用部位。歸是作用的歸屬，經是臟腑經絡的概稱。

歸經就是指藥物對身體某部分的選擇性作用，主要對某經（臟腑及其經絡）或某幾經發生明顯的作用，而對其他經作用較小，甚至沒有作用。歸經理論基礎是藏象學說與經絡學說，心主神志，當出現精神、思維、意識異常的症候表現，如昏迷、癲狂、健忘等，可以推斷為心的病變。能緩解或消除上述病症的藥物，如開竅醒神的麝香、鎮驚安神的硃砂、補氣益智的人參，皆入心經。同理，桔梗、杏仁、款冬花能止咳、平喘，歸肺經；全蠍能祛風止痙，歸肝經。藥物的歸經理論能指導臨床用藥，增加全方藥物的作用療效，歸經相當於西醫所說藥物分子的「標靶治療」，能直接針對病變部位和病變經絡來治療。

2. 年齡、體質、季節變化與服用劑量的關係

一般老年、小兒、婦女產後及體質虛弱的患者，都要減少用量，成人及平素體質壯實的患者用量宜重。一般 5 歲以下的小兒，用成人藥量的 1/4。5 歲以上的兒童，按成人用量減半服用。病情輕重、病勢緩急、病程長短與藥物劑量也有密切關係。一般病情輕、病勢緩、病程長者，用量宜小；病情重、病

勢急、病程短者，用量宜大。

用藥與四季相應，夏季毛孔張開易汗，故夏季發汗解表藥及辛溫大熱藥不宜多用；冬季寒冷，毛孔緊閉，故冬季發汗解表藥及辛熱大熱藥可以多用；夏季苦熱，故降火藥用量宜重；冬季苦寒，故降火藥用量宜輕。

除了毒性大的藥、作用猛烈的藥、精製的藥及某些貴重的藥外，一般中藥常用內服劑量 5 ～ 10g；部分常用藥較大劑量為 15 ～ 30g；新鮮藥物常用量為 30 ～ 60g。

（七）藥食同源。

常用藥食兩用的中藥有：蜂蜜、山藥、蓮子、大棗、龍眼肉、枸杞子、核桃仁、茯苓、生薑、菊花、綠豆、芝麻、大蒜、花椒、山楂等

1. 何謂「藥食同源」

藥食同源是指中藥和食物是同時起源的。食之偏性謂之藥，許多食物即藥物，它們既有藥品的治療療效，又有食品的安全性、穩定性，我們將這類食物稱為藥食同源物品。

2. 家庭常用「藥食同源」舉例

(1) 蜂蜜：性味甘、平，能補脾益氣、潤腸通便。那它是怎麼潤腸的呢？經常便祕的話，可以早晨喝一杯蜂蜜醋水（一湯匙蜂蜜加一湯匙醋，加 200ml 水），這對緩解便祕的效果很好。便祕的主要原因，除了腸躁以外，還與氣虛有關，蜂蜜有補氣的作用，氣足則腸潤，大便自然就通暢了。

《傷寒論》：「蜜煎方……併手捻作挺」，用蜂蜜適量，在鍋內熬煎濃縮，趁熱取出，捻成如手指樣約 6.66 公分長，塞入肛門內。適用於病後、老年、女性剛生完孩子後，因腸胃津液不足，大便祕結，體虛不可攻下者，如腦中風的患者。

當然，蜂蜜也不是每個人都能食用。曾有報導稱蜂蜜中含有雌激素，可能導致某些女性患者內分泌出現問題或子宮肌瘤，尤其是可能促進乳腺腫物的成長，所以乳腺增生的患者不能食用蜂蜜。[1]

另外，大便溏泄的患者，吃蜂蜜會越吃越嚴重；陽虛的患者也不宜食用，因為蜂蜜很滋膩。特別提醒大家，未滿 1 歲的嬰兒不宜吃蜂蜜，糖尿病患者也不建議食用蜂蜜。

(2) 山藥：性味甘、平，能補肺脾腎、滋陰潤燥。山藥降血糖效果不錯，醫生在治療糖尿病患者時，凡屬陰虛體質者，會指導長期食用山藥。清末名醫張錫純曾用玉液湯治療消渴（即糖尿病），方中即重用山藥為君。玉液湯原方為：生山藥 30g，生黃耆（黃芪）15g，知母 18g，葛根 5g，五味子 9g，天花粉 9g，生雞內金 6g（此方須在醫師指導下使用）。

治療小兒夏秋季腹瀉，可用山藥雞子黃粥（雞子黃即蛋黃）。「小兒乃少陽之體」，陰分未足，如滑瀉不止，尤易傷及陰分。若兼發熱煩渴、小便不利、乾嘔懶食等證，《醫學衷中參西錄》：「其人胃陰素虧，陽明府證未實，已燥渴多飲。飲水過多，不能運化，遂成滑瀉，而燥渴益甚」。在治療上，《醫學衷中參西錄》：「欲滋其陰，而脾胃越泥；欲健其脾，而真陰越耗，涼潤溫補，皆不對證……唯山藥脾腎雙補，在上能清，在下能固，利小便而止大便，真良藥也。且又為尋常服食之物，以之作粥，少加砂糖調和，小兒必喜食之。一日兩次煮服，數日必癒。」在山藥粥內，加「固澀大腸」的熟雞子黃，即山藥雞子黃粥，用以治療洩瀉日久、腸滑不固者。雞子黃味甘、性平，有滋陰潤燥，養血息風之功。搭配山藥一起服用，補真陰，固元氣，平喘嗽，止洩瀉之效更彰。其具體做法為：生山藥 30g，熟雞子黃 3 枚；將山藥切塊，研成細粉，用涼沸水調成山藥漿，然後再將山藥漿倒入鍋內，置文火上，不斷用筷子攪拌，煮沸，加入雞子黃，繼續煮熟即成，每日 2 次，空腹溫熱服。若小兒服用，可加少許白糖，大便祕結及溼熱痢者忌用。[2]

(3) 蓮子：性味甘、澀、平，能養心安神、益腎固精，另外它還能降血糖、止洩瀉。一位間斷大便不成形 20 年的患者，在醫生的調治下，除了口服中藥調理胃腸以外，平日經常食用蓮子燉豬肚，後來症狀逐漸改善。蓮子燉豬肚，久瀉的患者可以嘗試一下，既好吃又有效。

(4) 大棗：性味甘、溫，能補中益氣、養血安神，《神農本草經》說大棗能「安中養脾」。睡眠不好、屬氣血虧虛、心脾兩虛的患者，可以準備十幾個大棗，煮水喝，有幫助睡眠的功用。脾氣虛弱，消瘦、倦怠乏力等患者，都屬氣血虧虛，常備大棗，可以當零食吃，能補氣養血。另外，大棗還可以調藥味、緩藥性，《傷寒論》中就經常使用大棗，比如「十棗湯」。臨床上，有很多人吃完中藥後，口內非常苦，吃一個大棗後，苦味就能矯正過來。大棗還能溫中補氣，有的患者常年脾胃虛寒，一吃生冷食物就會拉肚子，可用大棗 50g，紅糖 50g，乾薑 5g，水煎，喝湯食棗，每日 1 劑，堅持服用，效果也很不錯。

有句諺語說：「一日三棗，長生不老。」但食棗也應適量。有新聞曾報導某老年女性，吃太多棗，大量的棗皮附著在胃腸道，導致消化功能出現問題。《飲食須知》：「生食多令人熱渴膨脹，動臟腑，損脾元，助溼熱。」

(5) 龍眼肉：性味甘、溫，能補益心脾、養血安神、開竅益智。《本草求真》：「龍眼氣味甘溫，多有似於大棗，但此甘味更重，潤氣尤多，於補氣之中，又更存有補血之力，故書載能益脾長智，養心保血，為心脾要藥。是以心思勞傷而見健忘怔忡驚悸，暨腸風下血，俱可用此為治。」如果思慮過度，勞傷心脾，出現心慌、失眠健忘，食少體倦等，可以多吃一些龍眼肉，能養心、安神、健脾。龍眼肉還可以治療氣血虧虛，如《隨息居飲食譜》中記載的「玉靈膏」，就是用龍眼肉加白糖蒸熟，然後用開水沖服。[3]

龍眼肉是以溫性為主，陰虛的患者不宜食用，溼盛中滿或有停飲、痰、火者，也忌服。

(6) 枸杞子：性味甘、平，歸肝、腎經，能滋補肝腎、益精明目。長時間伏案工作，眼乾眼澀，生吃 30 ～ 50 顆枸杞子，效者翌日眼乾澀可緩解。明代著名醫書《壽世保元》記載有「枸杞膏」，能生精補血、補元氣、延年益壽。做法是將枸杞子 500g 放入砂罐內，用水煎十餘沸，用細紗布濾過，將渣擠出，再入水熬，濾取汁，3 次，去渣不用，將汁再濾入砂罐內，慢火熬成膏。[4] 不論男女，早、晚用酒調服。

枸杞子是養肝腎之陰的滋陰藥物，脾胃虛弱的患者不宜食用。

(7) 核桃仁：性味甘、溫，能補腎溫肺、潤腸通便。《本草綱目》記載，核桃能「補氣養血，潤燥化痰，益命門，利三焦，溫肺潤腸，治虛寒喘嗽，腰腳重痛。」[5] 慢性咳嗽的患者可以把核桃仁炒一炒，長期服用可以溫腎止咳。核桃仁用油炸酥，加糖適量混合研磨，分次服完，有治療泌尿道結石的作用。另外，油炸核桃仁還具有通便的功效。因為核桃仁性溫，富含油脂，可以潤腸通便，因此陰虛火旺、痰熱咳嗽及便溏者不適宜服用。

(8) 茯苓：性味甘、淡、平，能安神、滲溼、健脾。茯苓可以做成茯苓膏，用麵粉 200g，茯苓 15g，發粉 3g，泡打粉 3g，白糖 20g，各種乾果適量，清水 200g，將茯苓打成粉，與麵粉、泡打粉、白糖混合後過篩，發粉與清水混合後靜置 10 分鐘左右，倒入容器中，攪拌成較稠的麵糊，再將麵糊放於溫暖處發酵至 2 倍大，拿一個大一點的容器，底部及四周抹油，將發酵好的麵糊倒入，上面撒些乾果，蒸鍋裡水開了以後，蒸 23 分鐘即可。[6]

茯苓膏久服輕身，但如果身體沒什麼問題，一般不建議食用。

出現產後尿瀦留的患者，可以將茯苓和蔥白搗碎，敷於氣海和關元穴上，穴上外敷熱水袋，效果更好。

(9) 生薑：性味辛、溫，能解表散寒、溫中止嘔、溫肺止咳。生薑是味道辣、溫性的藥物，對脾經和肺經感受寒邪導致的疾病療效最好，例如受風寒、感冒，吹冷氣咳嗽，受寒或吃生冷食品胃寒想吐，生薑都是不錯的選擇。

治療感冒：最簡單的方法就是把生薑搗出汁，塗抹到項背部和腹部，暖和地睡一覺，出點小汗，新病、輕症患者翌日就可以痊癒。

46 歲的李女士因肩部痠痛、手臂抬舉困難而就診，醫生問診後，才知道她前一天晚上吹冷氣，而患者當時處於生理期，不太適宜針灸，醫生就把現搗出的生薑汁輕輕拍在她的肩部和後項部。拍了 1 分鐘，李女士說肩部熱乎乎的、辣辣的，疼痛有所減輕；過了 3 分鐘，李女士頭部汗出涔涔，肩痛竟然顯著緩解。醫生將剩下的薑汁送給她，告訴她睡前繼續拍一次薑汁，並建議肩部用熱水袋外敷，效果會更佳。當然，因月經期受寒，又為她配了一瓶薑糖膏調服溫中養血，以堅固正氣。幾日後複診，患者自訴症狀明顯減輕。

(10) 菊花：性味辛、甘、苦，能疏散風熱、平抑肝陽、清肝明目、清熱解毒。我們經常使用電腦，會引起眼乾、眼澀，還發熱、發紅，這時就可以用枸杞子配菊花泡水喝，不但氣香味美，還能滋陰潤燥、散熱明目。

但要注意，陽虛體質者不宜食用。

(11) 綠豆：性味甘、寒，能清暑熱、解毒、利水。如果你正在喝中藥，那就不要食用綠豆了。綠豆性寒，夏天有暑氣的時候食用最好，若每天喝一碗綠豆湯，清熱又解暑。但現在冬天寒冷的時候，有很多人家裡都還在食用綠豆，如果你不是溼熱證的患者，就不要食用了，因為冬天食用綠豆，會越吃越冷。綠豆適量浸泡後煮沸，以湯沖雞蛋，每日早晚各 1 次，治療復發性口瘡。[7] 綠豆還是解毒良藥，夏天食物中毒時，可用生綠豆研末、加冷開水濾汁頓服，或濃煎頻服。當然，中毒嚴重者建議到醫院就診。

但要注意，陽虛體質的人不適合食用綠豆，食用完會拉肚子的。

(12) 黑芝麻：性味甘、平，能潤燥、補肝腎、烏髮。現代研究顯示，黑芝麻有抗衰老作用，古方多用於精虧血虛，肝腎不足引起的頭暈眼花、鬚髮早白、四肢無力等症。如《壽世保元》記載桑麻丸，以黑芝麻配伍桑葉為丸服，用以延年益壽。如果便祕，可以用黑芝麻、何首烏、核桃仁各等量，何首烏水煎取汁，另二味研細末，再以適量蜂蜜調成膏狀，每日服3次，每次10～20g，治療便祕效果不錯哦！孩子便祕，將黑芝麻配麥芽糖炒製，每次吃5～10g，一些孩子的便祕就好了。

(13) 大蒜：性味辛、溫，能解毒殺蟲、消腫、止痢。大蒜解毒療瘡止癢效果很好，背疽漫腫無頭者，《外科精要》以大蒜配伍淡豆豉、乳香研爛置瘡上，鋪艾灸之。民間亦常用大蒜切片外擦或搗爛外敷，治療皮膚搔癢或頭癬搔癢。大蒜還可以殺蟲，把大蒜搗爛，加茶油少許，睡前塗於肛門周圍，可治療蟯蟲。除此之外，大蒜還能引火歸原。上火、牙齦出血，大蒜2瓣，拍碎後貼在腳底，6小時左右，火氣就下去了。孩子因寒咳嗽，一頭大蒜拍碎，乾薑粉5g，紅糖5g，加上100ml水，在鍋裡蒸半小時，把水一喝，輕症患者基本上就好了。

大蒜外服會引起皮膚發紅、灼熱，甚至起泡，所以不可敷得太久。陰虛火旺及有目、舌、喉、口齒等疾病的患者，都不宜服用。

(14) 花椒：味性辛、溫，能溫中止痛、殺蟲止癢、溫中散寒。現在年輕人特別喜歡吃冰淇淋、喝冷飲，吃完後胃裡天天覺得有冷風，好不了。許多患者吃其他中藥效果都不好，就用花椒燉羊脊髓骨，早晨吃或中午吃，有極佳的溫中散寒功效。另外還具有殺蟲止癢的功用，用 250g 花椒，放在鍋中，添 4L 左右的水，煮沸後倒入桶中，患者脫下褲子，趁花椒水冒熱氣時，坐於桶上燻蒸肛門，可以把蟯蟲燻落到水裡而殺死，可以多燻一會兒，若水冷了，可以加熱後再次燻蒸，用以治蟯蟲病、肛周搔癢等。[8] 還可以用花椒 20 粒、食醋 100g、糖少許，煎煮後去花椒，一次服用，治療膽道蛔蟲症。也可以用來治療頑癬，用川花椒（去籽）25g，紫皮大蒜 100g，研成泥，揉搓患處，每日 1 ～ 2 次。

(15) 山楂：又叫山裡紅，性味酸、甘、微溫。生山楂偏於活血化瘀，炒山楂可以健脾、開胃、助消化，焦山楂、山楂炭長於止瀉、止痢。《本草綱目》中說山楂可以「化飲食，消肉積癥瘕，痰飲痞滿吞酸，滯血痛脹」。山楂能治療各種飲食積滯，尤其對消化油膩肉食者，效果更好，比如現在常吃的健胃消化等藥物，裡面的主要成分其實就是山楂。平時肉吃多了，消化不良，可以吃個炒山楂助消化。山楂還可以活血祛瘀止痛，「金元四大家」之一的朱丹溪，就曾單用山楂加糖水煎服，治療產後瘀阻腹痛、惡露不盡或痛經、經閉等。

山楂只消不補，無積滯或脾胃虛弱者應慎用或不用。同時孕婦如果大量服用山楂，容易引起流產，故孕婦禁用。

（八）中醫保健五大要穴是膻中、三陰交、足三里、湧泉、關元

1. 膻中

定位：在胸部前正中線上，兩乳頭連線的中點。

《靈樞經》有云：「膻中者為氣之海」，也就是說，膻中可以調節人體全身之氣的運行。中醫認為氣是構成人體並維持人體生命活動的基本物質之一，是運行不息的。若氣的運行出現失常，人體就會出現各種病理變化，比如氣喘、咳嗽、呃逆、情志不暢等。而膻中則具有理氣寬胸、活血通絡、清肺止喘、舒暢心胸等功效，可以治療胸悶、胸痛、心悸、咳嗽、失眠、氣喘、肋間神經痛、呃逆等症。每天早、晚按摩刺激此穴，可寬胸理氣、行氣活血、舒暢心胸。

膻中的保健方法

- 兩手手掌互摩擦至熱，隨之以一手手掌大魚際部置於胸部膻中處，先順時針方向按揉 36 次，再逆時針方向按揉 36 次。
- 兩手手掌互摩擦至熱，隨之用右手掌面自膻中沿胸肋抹推至左側腰部，然後再用左手掌面自膻中沿胸肋抹推至右側腰部，一左一右為 1 次，如此連做 9 次。

2. 三陰交

定位：小腿內側，當足內踝尖上 3 寸，脛骨內側緣後方。

三陰交是脾、肝、腎三條經絡交集的穴位，按揉、艾灸三陰交，可達到同時調理肝、脾、腎的目的。進而能夠調節月經，改善皮膚，以期達到美容養顏的功效。

另外，三陰交還能調治脾胃虛弱、消化不良、腹脹腹瀉、白帶過多、子宮下垂、全身水腫、眼袋浮腫、小便不利、香港腳、失眠等症。

三陰交的保健方法

- 按揉法。拇指或中指指端按壓對側三陰交，一壓一放為 1 次；或先順時針方向、再逆時針揉三陰交，持續 3 分鐘。
- 叩擊法。一手握拳有節奏地叩擊對側三陰交，兩側各 36 次。
- 摩擦法。手掌摩擦至熱後摩擦三陰交，兩側各 36 次。

- ◆ 灸法。睡前艾灸此穴，有助眠的功用。有痛經的女性，可在月經來前一週開始，每側各灸 5 分鐘。

3. 足三里

定位：位於小腿前外側，犢鼻穴下 3 寸，距脛骨前嵴一橫指（中指）處。

足三里為足陽明胃經的主要穴位，具有調理脾胃、補中益氣、通經活絡、疏風化溼、扶正祛邪的功效。

胃經是人體多氣多血的經絡，而足三里是胃經上的要穴，刺激足三里可激發全身氣血的執行，調節胃液分泌，增加消化系統的功能，提高人體免疫力及延緩衰老。因此，民間流傳著「常灸足三里，勝吃老母雞」的說法。

足三里的保健方法

- ◆ 點揉法。坐位，微屈膝，腰微前傾，用拇指指腹點揉一側足三里。點揉時的力度要均勻、柔和、滲透，兩側足三里同時或交替進行點揉。每天早、晚各 1 次，每側 3 分鐘。
- ◆ 灸法。30 歲以上人士上午用艾條雙側足三里各灸 15 分鐘，10 天為 1 個療程。急慢性泌尿道感染患者禁灸。

三法任選其一，堅持 3 個月，能改善腸胃功能。

4. 湧泉

定位：位於足前部凹陷處第 2、第 3 趾趾縫紋頭端與足跟連線的前 1/3 處，當你用力彎曲腳趾時，足底前部出現的凹陷處，就是湧泉。

對湧泉進行按摩，能產生補腎固精、聰耳明目等保健作用，除此之外，還可以預防哮喘，治療失眠多夢、頭暈眼花、高血壓等疾病。

湧泉的保健方法

日常對湧泉的保健，多在睡前進行。洗浴後放鬆地坐在床上，用兩手手掌來回揉搓或按摩湧泉及腳底的部位，以揉搓到腳底發燙或發熱為度，然後再用拇指的指腹位置點按湧泉，等到出現痠痛情況，就可以停止，換另外一隻腳按摩。

除此之外，還可以臨睡前用艾葉泡足浴，能補腎助眠。

5. 關元

定位：位於腹部，身體前正中線，臍中下 3 寸。

中醫認為，關元具有培元固本、大補元氣的功效。因此，它可以強身健體、延年益壽，同時，遇到元氣虧損、精力不濟的亞健康狀態患者，均可用此穴治療。

關元是男子藏精、女子蓄血之處。它位屬下焦，為足三陰、任脈的交會穴，內有腎臟、小腸、膀胱、胞宮、前列腺等臟腑組織。因此，關元可統治足三陰、小腸、任脈上的諸病，具有補腎壯陽、理氣和血、壯元益氣等功能。臨床上，此穴可用於治療遺精、陽痿、早洩、性功能低下等男科疾病，還可解決月經不調、閉經、白帶異常、子宮脫垂等婦科疾病。

關元的保健方法

- 點揉法。取仰臥位，以中指指腹點揉關元，順時針和逆時針交替點揉。點揉的力度要均勻、柔和、滲透，使力量深達深層區域性組織。每日早、晚各 1 次，每次點揉 3 分鐘，可雙手交替操作。
- 灸法。用艾條懸灸關元，每季節末各灸 15 天，每日 1 次，每次 15 分鐘。

（九）自我穴位按壓的基本方法：點壓、按揉、掐按、拿捏、搓擦、叩擊、捶打

推拿屬於中醫特色外治療法，是指在中醫理論的指導下，在人體一定部位或穴位上，運用各種手法和特定的肢體活動，來防治疾病的一種醫療方法。而自我穴位按壓手法，屬於推拿手法的一部分，有其獨特的魅力和價值。

(1) 點壓法：是點法和壓法的複合動作，手法中點壓是指以指端或關節突起部點壓治療部位，主要包括指端點法、屈指點法、肘點法。

指端點法，是指拇指上端指面對治療部位進行持續點壓，或拇指屈曲，拇指指間關節對治療部位進行持續點壓。

屈指點法，是指食指屈曲，以食指指間關節突起部，對治療部位進行持續按點壓。

肘點法，是指屈肘以肘尖著力於治療部位進行持續點壓。患者還可以採用點穴棒點壓法，以點穴棒著力於治療部位，進行持續點壓。點穴棒材質有木質、牛角、金屬等，其著力端較圓鈍，點按時不會刺痛。

另外，自我穴位點壓時要注意著力部位緊貼體表，要由輕到重，再者，無論哪種點壓法，都要用力均勻。

點壓法具有通經活絡、調理氣血的作用，多用於止痛、急救、調理臟腑。

(2) 按揉法：是按法和揉法的複合動作，包括指按揉法和掌按揉法。指按揉法是用手指紋面置於治療部位，前臂與手指施力，進行節律性按壓揉動；掌按揉法分為單掌按揉法和雙掌按揉法。注意按揉法的節奏性，即不可過快，也不可過慢。

按法是指掌著力於體表，漸漸用力下壓，分為指按法和掌按法，在按法的過程中，著力部位要緊貼體表，不可移動，用力由輕到重，不可突施暴力。按法具有放鬆肌肉、活血止痛的功用，治療腰痛、五十肩、偏癱、頭痛等病症。按揉法具有鬆肌解疲、行氣活血、調理臟腑功能等作用，可治療五十肩、腰椎間盤突出、高血壓、糖尿病、痛經等多種病症。

(3) 掐按法：是掐法與按法的複合動作，是指以指端刺激治療部位。分為雙手掐按法和單手掐按法：單手掐按法是指以單手拇指指端掐按人體的穴位，如人中穴；雙手掐按法是以兩手的拇指、食指相對用力，按壓治療部位。在做掐按法時，施力要穩、準，刺激量要大。掐後要輕揉區域，以緩解不適之感。

掐按法具有醒神開竅、通經止痛的作用，可用於治療昏迷及各種急性痛症。

(4) 拿捏法：是拿法和捏法的複合動作。

拿法是指以拇指和其餘四指相對用力，提捏肌肉，可用雙手。拿法，有緩解肌肉痙攣、通調氣血、開竅醒腦的作用，用於治療頸椎病、五十肩等病症。

捏法，是指用拇指與其他手指在治療部位做相對性擠壓，有三指捏法、五指捏法。捏法具有疏通經絡、緩解肌肉痙攣的作用，用於治療頭痛、頸椎病等病症。

(5) 搓擦法：是搓法和擦法的複合動作。

搓法是單手或雙手著力於治療部位，做快速的交替動作或往返動作，分為夾搓法和推搓法。搓法具有調和氣血、疏肝理氣的作用。

擦法，用指、掌貼附於體表一定部位，做快速的直線往返運動，使之生熱。擦法分為掌擦法、魚際擦法和側擦法。擦法具有溫經的作用，用於治療寒性疾病。

(6) 叩擊法：用掌根、掌心、指端、小魚際、拳背或桑枝棒等器具，擊打治療部位，包括掌根擊法、側擊法、指尖擊法、拳擊法、棒擊法。叩擊法具有行氣活血、開竅醒腦、緩解肌肉痙攣、消除肌肉疲勞等作用，用於治療頸椎、腰椎、風溼痺痛、疲勞痠痛等疾病。

(7) 捶打法：是一種以拳、指或掌背擊打患處來治療疾病的手法。此法可單手或雙手進行，隨起隨落，輕鬆自如。它可以改善區域性血液循環和新陳代謝，解除肌肉痙攣，促進水腫和血腫的吸收等。捶打法要剛中有柔，避免生敲硬打。

(十) 刮痧可以活血、舒筋、通絡、解鬱、散邪

「刮痧」這個「痧」字，也就是「痧症」。這種療法起源於舊石器時代，人們生病時，出於本能地用手或石片撫摩、捶擊身體表面的某一部位，有時竟然能使疾病得到緩解。透過長期的

實踐與累積，逐步形成了砭石治病的方法，這也是「刮痧」療法的雛形。

1. 什麼是刮痧

刮痧，又稱「挑痧」，是中華傳統的自然療法之一，它是以中醫皮部理論為基礎，用器具（牛角、玉石、銅錢等）在皮膚相關部位刮拭，以達到疏通經絡、活血化瘀的目的。刮痧可以擴張微血管，增加汗腺分泌，促進血液循環，對高血壓、中暑、肌肉痠痛等所致的風寒痺症都有立竿見影之效。經常刮痧，可產生調整經氣、解除疲勞、增加免疫力的作用，可活血化瘀、調整陰陽、舒筋通絡、排除毒素、行氣活血。

2. 刮痧的要求

刮痧需要達到「重而不板，輕而不浮」的力度要求；且「快而不滑，慢而不滯」的速度要求。

角度要求：刮板與刮拭方向保持 45°～ 90°進行刮痧。

長度要求：刮痧部位刮拭時應盡量拉長，如背部每條 6 ～ 15cm。

程度：一般刮拭 20 次左右，以出現痧痕為度，停止刮拭。若一些不出痧或出痧少，不可強求。

刮痧雖然安全、無副作用，但有時因本身在某個時刻不具備接受治療刮痧的條件，或治療刮痧時操作者的刮拭手法不當、時間過長，會出現暈刮現象（暈厥）。我們應該注意室內空氣流通，溫度、溼度適宜。根據患者的年齡、病情、患病部位和體位，選用合適的手法和刺激強度。刮痧過程中，要隨時觀察人體和病情變化，若有胸悶不適、臉色蒼白、出冷汗等情況，應立即停止刮痧，並立即聯繫醫院。刮痧後，叮囑患者保持情緒穩定，避免發怒、煩躁、焦慮等情緒。飲食宜清淡，忌生冷瓜果和油膩之品，刮出痧後飲一杯溫開水（最好為淡糖鹽水），並休息 15 ～ 20 分鐘。使用後的刮具，應清潔、消毒處理，擦乾備用。切忌用冷毛巾擦拭刮痧部位的皮膚。

刮痧治療後，區域性皮膚會出現各種不同的反應，主要表現為顏色和形態的變化，這便是痧象。痧象不同、痧疹出現的部位不同，痧疹本身的形態亦不相同。一般來說，痧色鮮紅，呈點狀，多為表證，病程較短，病情較輕，預後較好；痧色暗紅，呈斑片狀，多為裡證，病程較長，病情較重，預後較差。在刮痧治療過程中，痧象顏色由暗變紅，由斑塊轉成散點，表示治療有效，病情漸趨好轉；反之，則病趨嚴重。具體來說：紫色痧象表示溼熱重；紫紅色痧象表示有溼熱、風溼、肝熱；紫黑色痧象表示有溼氣、邪氣、陰虛；紅色痧象表示有血熱、肺熱；顆粒狀痧象表示有宮寒、體寒、胃寒。

3. 什麼情況下不能刮痧

- ◆ 凡體質瘦削、有出血傾向、孕婦的腹部、腰骶部、皮膚病變處，不宜刮痧。
- ◆ 患者過飢、過飽、過度緊張時，禁止刮痧。

（十一）拔罐可以散寒溼、除瘀滯、止腫痛、祛毒熱

1. 拔罐的使用器具主要有以下三種

玻璃罐：由玻璃製成，形如笆斗，肚大口小，口邊外翻，在醫療市場上可買到 1、2、3、4、5 五種型號罐。優點是質地透明，使用時可直接觀察區域性皮膚的變化，便於掌握時間，應用普遍，最適於刺絡拔罐之用。缺點是容易破碎。

竹罐：分大、中、小三型。把堅固的細毛竹截成圓筒，一端留節為底，一端為罐口，即做成竹罐。竹罐中段略粗，兩端略細，呈腰鼓狀。其優點是取材容易，製作簡便，輕巧價廉，不易損壞，且適於藥燻，臨床多採用之。缺點是易燥裂漏氣。

陶罐：大小不等，為陶土燒製而成。口底平，中間略向外展，形如瓷鼓。其特點是吸力強，但質重易碎。

在農村有些地方，有人使用玻璃杯或罐頭空瓶拔罐，由於

罐口銳利，加之火罐負壓，經常會劃傷皮膚，不建議使用，請大家去醫療場所，在醫生指導下拔罐。

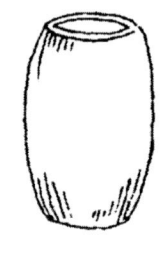

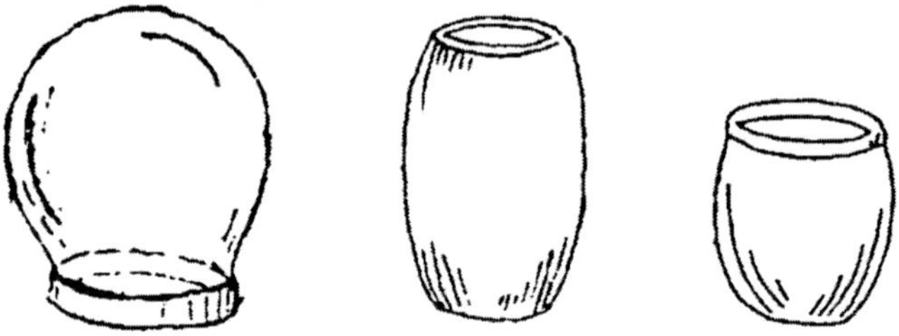

各式火罐

2. 拔罐方法

(1) 火罐法：利用燃燒時火焰的熱力，排出空氣，形成負壓，將罐吸拔在皮膚上。

它是最常用的一種方法。

(2) 抽氣罐法：也稱為真空拔罐器，利用機械抽氣原理，讓罐體內形成負壓，使罐體吸附選定的部位，造成皮下及淺層肌肉充血，而刺激人體皮部、經筋、經絡穴位。

3. 拔罐的注意事項

(1) 體位：體位正確與否，關係到拔罐的效果。正確體位使人感到舒適，肌肉能夠放鬆，施術部位可以充分暴露。一般採用的體位有以下幾種：

仰臥位：適用於前額、胸、腹及上下肢前面。

俯臥位：適用於腰、背、臀及上下肢後面。

側臥位：適用於頭、臉、側胸、髖及下肢外側。

俯伏坐位及坐位：適用於頭頂、背、上肢及膝。

(2) 留罐時間：大罐吸力強，每次可拔 5 ～ 10 分鐘；小罐吸力弱，每次可拔 10 ～ 15 分鐘，此外還應根據患者的年齡、體質、病情、病程，以及拔罐的施術部位而靈活掌握。

(3) 拔罐次數：一般 10 次為 1 個療程，中間休息 3 ～ 5 日。特殊罐法依具體情況而定。

(4) 起罐：用一隻手拿住罐子，另一隻手按罐口邊的皮膚，兩手合作，待空氣緩緩進入罐內後（空氣進入不宜太快，否則負壓驟減，容易讓患者產生疼痛），罐即落下，切不可用力拔起，以免損傷皮膚。

(5) 起罐後處理：一般不需進行處理。若留罐時間過長，皮膚起較大的水泡時，可用消毒針灸破後，塗以聚維酮碘（優碘），以防感染。處理完畢後，讓患者休息 10 ～ 20 分鐘，方可離去。

4. 拔罐的禁忌

- 因全身發熱引起的頭痛、頭目昏重、抽搐、痙攣。
- 高度神經質、躁狂不安、不合作者。
- 肌肉瘦削、露骨不平及毛髮多之處。

- 有出血傾向的疾病，如血友病、血小板減少性紫癜、咯血及白血病等。
- 中度或重度心臟病、心力衰竭者。
- 全身高度浮腫者。
- 孕婦腹部、腰骶部。
- 皮膚高度過敏者、各種皮膚病及潰瘍、施術部位皮膚破損潰爛者、外傷骨折者，或有靜脈曲張、癌症、惡病質、皮膚喪失彈性者。
- 活動性肺結核、婦女月經期。
- 大血管附近、淺顯動脈分布處及瘢痕（疤痕）處。
- 酒醉、過飢、過飽、過度疲勞者等。

5. 不同罐印代表的意義

- 罐印緊黑而暗，一般表示體有血瘀，如行經不暢、痛經或心臟供血不足等，當然，如患處受寒較重，也會出現紫黑而暗的印跡。若印跡數日不退，則常表示病程已久，需要多治療一段時間。走罐（推罐）出現大面積黑紫印跡時，則表示風寒所犯面積甚大，應對症處理，以袪寒除邪。
- 罐印發紫伴有斑塊，一般可表示有寒凝血瘀之證。
- 罐印為紫色散點，深淺不一，一般表示為氣滯血瘀之證。

- 罐印淡紫發青伴有斑塊，一般以虛症為主，兼有血瘀。若在腎俞處呈現，則表示腎虛；如在脾俞部位，則表示氣虛血瘀。此印跡常伴有壓痛。
- 罐印鮮紅而豔，一般表示陰虛、氣陰兩虛。陰虛火旺也會出現此印跡。
- 罐印為鮮紅散點，通常在大面積走罐後出現，並不高出皮膚。若在某穴及其附近集中，則預示該穴所在臟腑存在病邪（臨床中有以走罐尋找此類紅點，用針灸以治療疾患）。
- 吸拔後沒有罐跡，或雖有，但啟罐後立即消失、恢復常色者，一般多表示病邪尚輕。當然，若取穴不準時，也會拔無罐跡。也不能以一次為準，應該多拔幾次，確認是否有病症。
- 罐印灰白，觸之不溫。多為虛寒和溼邪。
- 罐印表面有紋絡且微癢。表示風邪和溼邪。
- 罐印出現水泡。說明體內溼氣重，如果水泡內有血水，是熱溼毒的反映。
- 出現深紅、紫黑或丹痧，或觸之微痛、兼見身體發熱者，表示患熱毒證；身體不發熱者，表示患瘀證。
- 皮色不變，觸之不溫者，表示患虛證。

(十二) 艾灸可以行氣活血、溫通經絡

有患者自訴平時非常怕冷，經診療後，囑其用艾條施灸，患者一臉迷茫。

艾灸是中醫師治病的一個重要法寶，且操作簡單，是方便有效的居家中醫保健方法，若不能好好普及、推廣使用，實為憾事。

1. 艾灸的原理

其原理簡單說來，就是點燃艾草後，燻熨或溫灼體表穴位或患病部位，借灸火的溫熱力及藥物的作用，透過人體經絡的傳導，產生溫通氣血、扶正祛邪的作用，達到治病和保健的目的。艾葉，性味苦、辛、溫，入肝、脾、腎經，具有溫經止血、散寒止痛、祛風止癢的功效。因此，民間自古就有「家有三年艾，郎中不用來」、「洗了艾草浴，一年身上好」的說法。

2. 艾灸的適應證

世間的病，按陰陽來分，一半屬陰，一半屬陽。凡畏寒、怕冷、喜熱；身上裹著衣服，見冷氣就躲，吃生冷就拉，受寒就咳嗽，用手碰到冷水就身體不適；天氣即將變化，關節就先僵硬，甚至看到別人吃冰淇淋，自己打冷顫……都屬於寒病，不管是內外婦兒什麼病，只要遇寒加重，遇熱減輕，都可以艾灸。

另外，灸法還具有一定的保健作用，灸法的滲透力，可使人陽氣足、精血充，加強身體抵抗力和免疫力，使病邪難犯，達到防病保健之功。很多醫書都有記載，例如《扁鵲心書》指出：「人於無病時，常灸關元、氣海、命關、中脘，更服保元丹、保命延壽丹，雖未得長生，亦可保百餘年壽矣。」

3. 艾灸的禁忌證

- 過飢、過飽、過勞、酒醉、大驚、大恐、大怒、大汗、大渴時，不宜施灸。
- 心臟搏動處、大血管處、睪丸、會陰部、孕婦腹部與腰骶部、婦女月經期，不可施灸。
- 高熱、抽搐、神昏期、末期高血壓、有出血傾向、活動性肺結核、極度衰竭、部分惡性腫瘤等，不宜施灸。
- 關節活動處不宜用化膿灸、瘢痕灸，以免影響關節活動。
- 施灸前要耐心解釋，消除患者的恐懼心理，以獲得患者的配合，若需化膿灸、瘢痕灸時，需徵得患者的同意。
- 施灸時要根據患者的病情與體質，選用適合的灸法，做到專心致志、手眼並用，勤問患者的感覺。對有痛覺、溫覺障礙者，或感覺遲鈍者，醫者需細心觀察，嚴格掌握施灸的壯數與時間。
- 對初次施灸或體弱的患者，艾炷應先小後大，壯數先少後多，逐漸加量，以防發生暈灸。若發生暈灸現象，要立即停止施灸，並採取相應的治療措施。

- 在施灸過程中，對施灸部位周圍鋪設防護物品，以防艾炷脫落而燒傷皮膚及被褥、衣物。灸療完畢後，將艾炷徹底熄滅，以防發生火災。
- 施灸時室內溫度要適宜，防止患者受風著涼。
- 陰虛火旺者需要在醫生指導下艾灸。

4. 灸法舉例

(1) 命門灸：命門是督脈的要穴，為人體生命之本。長期艾灸命門，可以調節督脈和膀胱經的經氣，促進腰部血液循環，加快發炎產物的排泄，促進損傷神經的修復。臨床常用於椎間盤突出和養生保健。

定位：後正中線上，第 2 腰椎棘突下凹陷中。

功效：補腎調經、理腸固脫。

主治：①腰脊強痛，下肢痿痺。②月經不調、赤白帶下、痛經、經閉、不孕等婦科病症。③遺精、陽痿、精冷不育、小便頻數等男性腎陽不足病症。④小腹冷痛，腹瀉。

灸法操作：手持點燃的艾條，直接置於穴位上方灸治，或藉助艾灸器具，置於穴位上。溫補腎陽保健，灸治 15 分鐘即可。

艾灸時，一般進行溫和灸，操作時將艾條一端點燃，對準穴位，距離穴位 2 ～ 5cm 進行燻灸，使患者區域性有溫熱舒適感即可。成人一般每穴灸 15 分鐘，至皮膚稍呈紅暈為度。有些人平時畏寒，喜歡艾灸時間長一點，往往一不小心灸出水泡；還有些人艾灸某個穴位時，覺得太燙，耐受不了，那是因為他區域性循環不暢，就像打點滴一樣，液體循環不了的時候，手上就會凸出一個包。對循環不好的人，剛開始要慢慢緩攻，慢慢灸，隔日施灸一次，一個月十餘次，灸到一定程度時，氣血溫通了，患者燙感就會緩解。另外，施灸時注意避風、避寒。

(2) 身柱灸：小兒臟腑嬌嫩，功能尚未健全，尤其是肺、脾二臟較弱，因此小兒易患感冒、發熱、咳嗽、哮喘、腹瀉、消化不良諸證。灸身柱就具有良好的防治作用，並能提高孩子的免疫力。

身柱，身體的支柱之意，位於第 3 胸椎棘突下凹陷中。適用於腦力不足出現的眩暈，中氣不足出現的喘息，大氣下陷出現的脫肛，督脈之氣升舉無力出現的腰背疼痛等症，還常作為小兒強身健體的穴位。

小兒保健灸可用溫和灸或雀啄灸，因小兒皮膚嬌嫩，艾灸時間建議在 5 ～ 10 分鐘。將艾條點燃後，在身柱上燻灸，距離穴位處皮膚 2 ～ 3cm，以區域性紅熱舒適為度。由於小兒無法即時、準確地反應灼熱的程度，因此可將施灸者食、中二指置於穴位兩側，來感知溫度的高低。一般開始時，隔日灸 1 次，連灸7次後，每週灸1次即可。對體質較弱、易患感冒的小孩，可配風門（屬於足太陽膀胱經，在第二胸椎棘突下旁開1.5寸）和肺俞，加強抵抗外邪的能力。

中醫一直倡導治未病從嬰兒開始，例如糖糖2歲多時，抵抗力不足，經常發熱，飲食無法消化，發育比同齡孩子遲緩。冬季來臨前，艾灸身柱、天樞各10次，翌年春天，家長要求繼續保健，預防春季疾病，並開心地告訴我們，孩子整個冬天都沒有生病，以前風一大，受點寒，就會感冒、發熱，去年真是一個奇蹟，雖然身材暫時沒有趕上同齡孩子，但整個身體狀態越來越好了。

現在越來越多人體驗到艾灸的神奇功效，艾灸是先祖們留給後代子孫的寶貴遺產，願我們好好傳承，好好利用。

（十三）煎服中藥避免使用鋁、鐵質煎煮容器

臨床常有如此困惑，名醫對患者用了「名方」，取了「名藥」，然不見「名效」，何也？煎藥之由耳。

中醫界有句俗語：「中醫不效，煎煮不到」，煎藥應根據藥物的氣味、性質，嚴格掌握煎藥容器、加水量、煎藥時間、

煎藥火候，對需要先煎、後下、包煎的中藥，應按規定嚴格操作，這樣才有利於藥物有效成分的析出。比如氣味淡薄、辛香走竄的草藥，一般都具有治療身體上部的病症，針對疾病初期的外感雜病，有著發散的功效，因外感初期需要注意煎煮時間不宜過長，稍稍煎煮即可，久則會使藥物發散作用減弱，不利於外邪的發散。而若是使用礦石那種質重沉降的物質，要達到治療人體下部的疾患和鎮靜收斂的藥效，則需要濃煎和久煎。治療五臟疾患需要久煎，六腑疾患則應避免煎煮時間太長，這是因五臟為陰宜靜、六腑為陽宜動的臟腑屬性決定的。所以一個高明的醫生，需要用心感悟中草藥使用中的各項會影響藥物效能的因素，包括煎煮器具、煎煮時間、火候、所需水質等。

中草藥煎煮一般以砂鍋或陶瓷罐最為適宜（不鏽鋼製品或搪瓷容器也可用），忌用鐵器、鋁器。因為此類器皿化學性質穩定，在藥物水煎過程中，不易與器皿發生化學反應，不易干擾藥物的合成和分解，從而影響藥效。而鐵器和鋁器在藥物煎煮過程中，極易與中草藥內所含的鞣質（單寧）、苷類等成分發生反應，使有效成分沉澱，降低溶解度，甚至改變藥物的效能，造成藥物的療效降低或失效，甚至發生副作用，所以忌用鐵器、鋁器。不鏽鋼製品或搪瓷容器，這些容器壁較薄，導熱快，水分蒸發太快，容易燒焦，且煎煮後往往所剩藥汁過少，易影響藥效。所以用砂鍋或陶瓷罐最好。

1. 一般煎煮方法

中藥的劑型很多，由於大部分劑型技術工藝複雜，所以主要由製藥企業製備，傳統湯劑多由患者自己煎煮，若煎煮不得方法，則會影響療效與用藥安全。

不同的病症、不同的人群，對煎藥都有特殊的要求，尤其是一些經方，對煎藥的要求更是嚴格。在這裡主要為大家介紹常規情況下的煎藥方法，特殊情況下請遵醫囑。

(1) 煎藥水量：煎藥時，頭煎加水量應包含飲片吸水量，煎煮過程中的蒸發量及煎煮後所需藥量。二煎加水量應減掉飲片吸水量。通常只能根據飲片質地的疏密，吸水效能的強弱，及煎煮所需時間的長短來猜想加水量。一般可行性的做法是，頭煎將飲片適當加壓後，液面應高出飲片 1.5 ～ 3cm，二煎、三煎水面蓋過飲片即可。

(2) 煎藥前浸泡：煎藥前將飲片用冷水適當浸泡，既有利於有效成分的溶出，又可縮短煎煮時間，避免因煎煮時間過長，導致有效成分散失或破壞過多。若飲片不經浸泡、直接煎煮，還會因飲片表面的澱粉、蛋白質膨脹，阻塞毛細管道，使水分難以進入飲片內部，飲片的有效成分亦難以向外擴散。一般藥物宜冷水浸泡 30 分鐘左右。以種子、果實為主者，可適當延長浸泡時間。夏季氣溫高，適當縮短浸泡時間，以免藥液變質。

(3) 煎藥火候：煎藥一般宜用武火（大火）使藥液迅速沸騰，然後改用文火使藥液保持沸騰。有效成分不易煎出的礦物類、金石類、介殼類藥物及補虛藥，一般宜文火久煎 1 小時左右，使有效成分能充分溶出。解表藥、清熱藥，宜用武火迅速煮沸，改用文火維持沸騰 10 分鐘左右即可。

(4) 及時濾汁：將藥煎好後，趁熱濾取藥液，防止藥液溫度降低後，有效成分反滲入藥渣內。取汁時宜絞榨藥渣，充分利用藥物有效成分，減少浪費。

(5) 煎藥次數：中藥煎煮時，有效成分會先溶解在進入飲片組織內的水溶液中，然後再透過分子運動，擴散到飲片外部的水溶液中。當飲片內外溶液濃度相同時，滲透壓平衡，有效成分就不再擴散了。這時，只有將藥液濾除，重新加水煎煮，有效成分才會繼續溶出。一劑藥最好煎煮 3 次，花葉類為主，或飲片薄而粒小者，至少也應煎煮 2 次。將煎好的藥液混合後分次服用，急性病則一煎一服。

特別提醒：煎煮過程中，視情況可以補加適量開水，並適當攪拌，防止溢鍋、燒焦。燒焦的藥禁止飲用。

2. 特殊煎煮方法

一般藥物可全方同時入煎，但部分藥物因飲片理化特性及臨床用途不同，需要特殊處理。

◆ 先煎——有效成分不容易煎出的藥，與不宜久煎的藥同入湯劑時，前者應先煎 30 分鐘左右，再納入後者一起煎。如龍骨、牡蠣（粉碎後無須先煎）、磁石、紫石英等。久煎可使其毒性降低的藥，也必須先煎，如川烏、附子等。

◆ 後下——含揮發性有效成分，久煎易揮發失效的藥物；或有效成分不耐久煎，久煎易破壞的藥。與一般藥物同入煎劑時，宜後下微煎。一般在藥熬好前 5 ～ 10 分鐘入鍋共煮。如紫蘇葉、肉桂、荊芥、鉤藤等。

◆ 包煎——飲片有毛狀刺激物，對咽喉有刺激性；或飲片易漂浮於水面，而不便於煎煮者（如辛夷、旋覆花）；或飲片呈粉末狀，及煎煮後容易使煎液渾濁者（海金沙、蒲黃）；以及煎煮後藥液黏稠，不便於濾取藥汁者（車前子），入湯劑時都應當用紗布包裹入煎。

◆ 單煎——人參、西洋參等名貴藥材與其他藥同用，入煎劑時宜單煎取汁，再與其他藥物的煎液兌服，以免煎出的有效成分被其他藥物的藥渣吸附，造成名貴藥材的浪費。

◆ 烊化——阿膠、鹿角膠等膠類藥材與其他藥一起煎，容易黏鍋、燒焦，或黏附於其他藥渣上，既造成膠類藥材的浪費，又影響其他藥物有效成分的溶出，因此，宜烊化（將膠類藥物放入開水中或已煎好的藥液中加熱溶化，用黃酒蒸化與藥同服，效果更佳）而不宜煎。

◆ 沖服 —— 芒硝等入水即化的藥，與蜂蜜等液體類藥，以及羚羊角粉、熊膽粉等藥，不需入煎劑，直接用開水或藥汁沖服。

3. 中藥服法

(1) 服藥時間：具體服藥時間，應根據胃腸的情況、病情的需求及藥物的特性來決定。

驅蟲藥等治療腸道疾病的藥，需要在腸內保持較高濃度，宜在清晨空腹時服用。峻下逐水藥在晨起空腹服用，不僅有利於藥物迅速入腸發揮作用，且可避免夜間頻頻如廁，影響睡眠。攻下藥及其他治療腸道疾病的藥，宜飯前服用。對胃有刺激性的藥，宜飯後服用。消食藥宜飯後服用，使藥物與食物充分接觸，以利其充分發揮藥效。除消食藥外，一般藥物不論飯前飯後服用，服藥與進食都應該間隔 30 ～ 60 分鐘。

有的藥物需要在特定時間服用。如截瘧藥應在瘧疾發作前 4 小時、2 小時、1 小時各服藥一次。安神藥應睡前 0.5 ～ 1 小時服藥一次。緩下通便藥宜睡前服用，以便翌日清晨排便。急性病則不拘時服用。

(2) 服藥多少：一般疾病是每日一劑，每劑分 2 ～ 3 次服用。病情危重者，可每隔 4 小時左右服藥一次，晝夜不停，以利於頓挫病勢。

嘔吐患者服藥宜少量頻服。服用藥力較強的發汗藥、瀉下藥時，服藥應適可而止，一般以得汗或得下為度，不必盡劑，以免因汗、下太過，損傷正氣。

(3) 服藥冷熱：湯藥多宜溫服。治療熱病用寒涼藥，患者欲冷飲者可涼服。治療真寒假熱證也有熱藥涼服者。

以上說明為常規情況，特殊情況須遵醫囑。

4. 代煎藥服用說明

代煎藥目前有機器煎藥和手工砂鍋煎藥，煎好後封袋，一次一袋，服用方便。

(1) 儲存方法：室溫≥ 25℃時建議放冰箱冷藏，一般可儲存 20 天左右；室溫＜ 25℃（恆溫溫度）時可放陰涼通風處，一般可儲存 10 天。中藥宜恆溫儲存，變溫儲存會縮短其保固期。

(2) 服用方法：將藥袋放在開水中燙熱即可（藥袋耐 120℃高溫），一日三次，一次一袋。小孩酌減。

5. 注意事項

- 中藥飲片煎煮前不宜水洗。
- 服藥期間忌食辛辣、生冷、肥甘厚味、菸酒茶及綠豆等影響藥效之品。
- 若服用過程中出現噁心、嘔吐，建議少量頻服或加生薑汁數滴。

- 在服藥期間若需服用其他藥物時，請先詢問醫生，遵醫囑服藥。
- 患者在服藥期間感冒時，應該諮詢醫生是否暫停服藥。
- 服藥期間若有不適反應，須及時與醫生聯繫。
- 代煎藥袋內產生沉澱不影響藥物品質（溫度降低，溶解度減小），搖勻後口服即可。
- 藥袋膨脹或與同一劑藥液口味明顯變化時，請停止服用，此為藥液變質。
- 服藥期間作息時間宜規律，避免熬夜，以利於身體康復。

一、中醫養生的核心理念與基礎知識

二、健康生活的實踐
與良好習慣

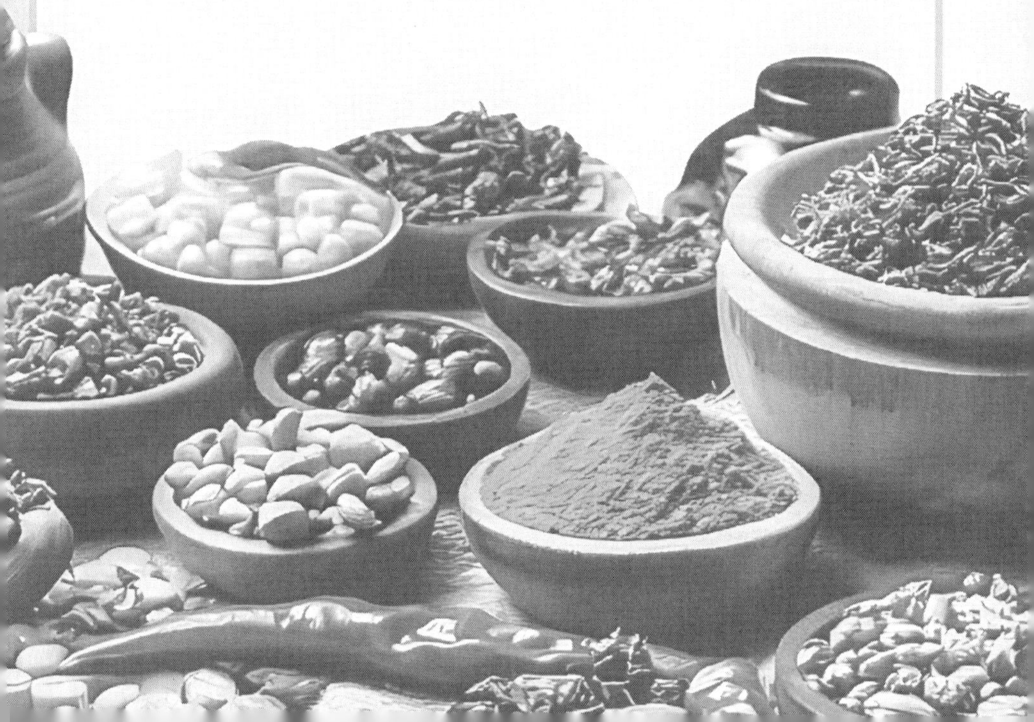

（十四）保持心態平和，適應社會狀態，積極樂觀地生活與工作

人有七情，喜、怒、憂、思、悲、恐、驚，那麼，心態平和到底指的是什麼呢？就是保持七情的平和。人們熟知怒傷肝，殊不知過喜、過於害怕，以及思慮過度，都會對人體產生負面的影響，對人體的健康造成傷害。

據統計，情緒致病約占臨床疾病的70%，包括常見的心血管疾病、腦血管疾病、消化道潰瘍、腫瘤等。社會研究顯示，在情緒平穩、心境平和的狀態下，40%的疾病是可以自癒的。例如許多胃潰瘍患者，總認為自己得到胃癌，心理壓力非常大，精神高度緊張，且有憂鬱和焦慮症狀。我們制定的治療方案，除了常規的中醫藥治療，也加上心理療法，並建議多參加積極向上的戶外團體活動。在內外共同調理之下，使患者的精神緊張緩解，心理壓力釋放，故氣機暢達，各種生理功能也就得到恢復和調整，胃的不適症狀一掃而空。

如何才能做到調節心情，讓心態平和，情志調達呢？可以嘗試一下這幾個方法。

1. 自我調整

我們雖然不能左右天氣，但是可以調整我們的心情。當遇

到危機時，要看到危機帶給我們的轉機；遇到壓力時，要看到壓力帶給我們的動力；遇到挫折時，要看到挫折帶給我們的成長。不管遇到什麼事情，都可以調整心態，以積極的心態面對。有專家研究，樂觀係數高的人，在處理問題時，會比一般人多出20%的機會得到滿意的結果。樂觀的態度，不僅會平息由環境壓力帶來的焦躁情緒，也可以使問題導向積極正面的結果。

2. 提升能力

壓力和鬱悶的來源，是自身對事物的不熟悉、不確定感，或是對目標的達成感到力不從心，或擔心自己被淘汰。那麼，緩解壓力和減少不安的最根本、有效的方法，便是去了解、掌握狀況，並設法提升自身的能力。透過各種途徑，提升能力和競爭力，一旦能力提高了，自信心和成就感也自然會增加，你的快樂與陽光指數自然會上升。

3. 理性反思

理性反思就是積極進行自我對話和反省。出現問題，懂得反思自己，是什麼原因導致如今的結果。在不斷的自我追問中，會找到問題的真正癥結所在。但是切記不要把錯誤都歸結到自己身上，加大自己的壓力和罪惡感。

同時，養成寫心情日記也是一種簡單、有效的理性反思方法。它可以幫助你確定是什麼刺激引起壓力和壞心情。透過日記，可以發現你是怎麼應對壓力的，結果如何，又該如何應對外界環境對自己的影響，如何塑造自己陽光的心情。

4. 保持健康

保持建康的身體是我們擁有陽光心態的基礎。學會放鬆肌肉、深呼吸、加強鍛鍊、充足完整的睡眠、保持健康和營養等，這些都應該納入平時工作與生活的計畫之中。保持健康，增加精力和耐力，可以幫助抵抗壓力與消極情緒的侵襲。

（十五）起居有常，順應自然界晨昏晝夜和春夏秋冬的變化規律，並持之以恆

起居有常是指作息和日常生活的各個方面有一定的規律，並合乎自然界和人體的生理常度，這是保持健康、延年益壽的重要原則。

古代養生家認為，人們的壽命長短與起居作息是否規律有密切相關。人們的作息規律，應與自然規律保持一致，日出而作，日落而息。《素問．上古天真論》：「食飲有節，起居有常，不妄作勞，故能形與神俱，而盡終其天年，度百歲乃去。」可

見，自古以來，人民就非常重視合理的作息規律。

《黃帝內經素問集注》:「起居有常，養其神也，煩勞則張，精絕，不妄作勞，養其精也。夫神氣去，形獨居，人乃死。能調養其神氣，故能與形俱存，而盡終其天年。」這說明起居有常可調養神氣。精、氣、神是人體三寶，是生命的重要組成部分。起居有常，合理作息，則能保養神氣，使人精力充沛，活力旺盛，面色紅潤有光澤，目光有神，精神飽滿。反之，若起居無常，不能合乎自然規律和人體常度來安排作息，時間久了，就會出現精神萎靡不振，沒有活力，膚色晦暗，目光無神。

隨著科學技術的進步，人們生活水準的提高，休閒娛樂的方式越來越多，電視、電腦、手機等電子產品的出現，使現代人的夜生活越來越豐富，睡覺時間越來越晚。《素問．上古天真論》告誡人們，如果「起居無節」，便將「半百而衰也」。也就是說，在日常生活中，若起居作息毫無規律，恣意妄行，逆於生樂，以酒為漿，以妄為常，就會引起早衰，以致損傷壽命。現在很多疾病的發病率逐年提高，且得病者不再只是老年人，很多疾病的發病人群都年輕化；即使相對健康的人，也會有各種亞健康症狀，甚至出現「過勞死」，這些都跟作息不規律有關。有些人總覺得熬夜不算什麼，白天補過來就可以了，豈不知有些東西是補不回來的。每個臟腑都有它工作和休息的規律性，在該休息的時候你要它工作，那它就無法休息了，時間一久，肯定會累壞！

人生活在自然界中，與之息息相關。有規律的週期性變化，是宇宙間的普遍現象，從天體執行到人體生命活動，都有內在規律或節律，人身為大自然的一員，當然也不例外。現代醫學已證實，人的生命活動都遵循一定週期或節律而展開。例如，平旦（凌晨，3～5點）之時陽氣始生，到日中（中午，11～13點）之時，則陽氣最盛，傍晚時分則陽氣逐漸虛弱，而陰氣逐漸旺盛，深夜之時則陰氣最為隆盛。人們應在白天從事日常活動，而到夜晚時，就要開始睡覺。人們的起臥休息只有與自然界陰陽消長的變化規律相適應，才能有益於健康。

（十六）四季起居要點：春季、夏季宜晚睡早起，秋季宜早睡早起，冬季宜早睡晚起

中醫養生學認為在大自然中，一年四季春暖、夏熱、秋涼、冬寒，萬物呈現春生、夏長、秋收、冬藏的現象。人體也應該順應自然規律。春季、夏季晚睡早起，順應自然界春生、夏長的特點，有利於身體內陽氣的生長。秋季早睡早起，才能順應秋季「收」的特點，早睡以利於陰精的收藏，早起以順應陽氣的舒張。冬季早睡晚起，則是順應冬藏的特點，有利於陰精

的滋養和儲藏。順應四季養生的特點：春夏養陽，秋冬養陰。

春季萬物復甦，晝長夜短，太陽升起時間比冬季早。晚睡早起、順應日出節奏，與大自然一起迎接陽光普照，吸收陽氣，以助體內陽氣生發。陽氣是生命之本，是人體物質代謝和生理功能的原動力，決定著人的生長、發育、衰老、死亡。陽氣旺則身體健；陽氣虛會導致人體生理活動減弱和衰退，身體禦寒能力下降。此外陽氣還有衛外和固密的作用，陽氣旺且衛外固密好的人，冬天不怕冷、夏天不怕熱。

關於夏季的睡眠要求，《素問．四氣調神大論》有「夜臥早起，無厭於日」的闡述，在晝長夜短的夏季，人們應該順應自然界的規律，適當地晚睡、早起，「晚睡」並不是提倡大家在夏季熬夜，而是建議順應夏季的晝夜變化特點、按時作息。一般來說，晚上 11 點以前入睡即可，而天一亮，很多人自然會醒，只要起床後體力充沛，自我感覺不疲勞，那就是睡了個好覺，哪怕睡得少也無妨；如果白天感覺疲憊，可以睡個午覺，有助於補充體力、提高下午的工作效率。午睡建議在 30 分鐘以內為宜，睡得太久反而會影響晚上的睡眠品質。

由於秋季氣候由炎熱轉為涼爽，人體陽氣也隨之進入收斂內養狀態，因此作息應早睡早起，早睡順應陰經的收藏，早起可振奮陽氣，來緩衝秋天的克伐，可以去郊遊，參與戶外活動，但要避免活動量過多，傷津耗氣，損傷陰液。秋季開始，天地萬物進入陰長陽消期，人們從秋季開始養陰，特別是陰虛之人，在秋季養陰可以得到事半功倍的效果。

冬季天寒地凍，草木凋零，動植物多以冬眠狀態養精蓄銳，為翌年生長做準備。人體也應該順應自然界的特點，適當地減少活動，以免擾動陽氣，損耗陰精。所以傳統養生學提出人們在冬季早睡晚起，有利於陽氣的潛藏和陰精的積蓄，對健康有益。

現代醫學研究也證實，冬季早睡晚起可避免低溫和冷空氣對人體的侵襲而引發呼吸系統疾病，同時也可以避免因嚴寒刺激誘發的心血管疾病和腦血管疾病。充足的睡眠還有利於人體的體力恢復和免疫功能的增加，有益於預防疾病。

（十七）飲食要注意穀類、蔬菜、水果、禽肉等營養要素的均衡搭配，不要偏食偏嗜

中華文化流傳著許多與飲食相關的俗語，「民以食為天」、「開門七件事，柴米油鹽醬醋茶」等，另外，《孟子》曰：「食色，性也」。歷史追溯到原始社會時期，祖先為了生存下來，必須先填飽肚子，生存的過程中，面對殘酷的自然環境，各種疾病問題也隨之出現，祖先基於對抗自然環境、抵禦及防治疾病

的需求，開始研究如何解決問題，適應自然，於是有了《黃帝內經》、《難經》、《傷寒雜病論》、《神農本草經》等中醫經典著作的問世。在歷史的發展過程中，中醫養生與飲食慢慢開始互相融合，後來就出現了「藥食同源」說，正如《淮南子・修務訓》稱：「神農……嘗百草之滋味，水泉之甘苦，令民知所闢就。當此之時，一日而遇七十毒」。中華文明悠悠五千年，飲食文化與醫療保健有密切的關聯，中醫養生和中華飲食文化是智慧的人民在長期的生產及生活實踐中，不斷沉澱、完善、豐富而發展起來的，它是中華民族傳統文化的重要組成部分。

為了健康的體魄，特別提醒大家要飲食均衡，注意營養搭配，那麼到底怎樣才是飲食均衡呢？

1. 主食與副食搭配

主食主要是每日三餐吃的米、麵等，除此以外的蔬菜、奶、蛋、水果等食物，都可以稱為副食。主食為我們日常生活提供碳水化合物等熱量供給，而身體所需的維生素、礦物質、微量元素等，則由副食提供。所以健康的飲食，首先應確保主食與副食搭配食用。

2. 粗糧與細糧搭配

平時說的玉米、糙米、薯類、小米、黑米、豆類等為粗糧，而細糧則是我們常吃的稻米等食糧。從消化吸收來說，細糧優於粗糧，但粗糧中的某些營養成分，細糧中不具備，因為糧食在加工的過程中，加工得越精細，營養素損失會越多。但很多人一味地追求粗糧營養，而忽視細糧的攝取是不科學的，健康的膳食應該將粗糧與細糧搭配食用，不僅能營養互補，也有助於提高食物的營養價值。

3. 葷菜與素菜

我們把用雞、鴨、魚肉等做的菜稱為葷菜，把用蔬菜、瓜果等做的菜（指不含肉類的）稱為素菜。研究顯示葷菜中含蛋白質、脂肪、磷脂、鈣較多，有的還含素食中缺少的維生素 A、維生素 D；素菜則為人體提供大量維生素及豐富的纖維素。因此，葷素搭配才能使人體所需要的營養更全面、更合理，並能防止單一飲食帶來的身體危害。

（十八）飲食宜細嚼慢嚥，勿暴飲暴食，用餐時應專心，並保持心情愉快

日常生活中，由於工作壓力、勞累、忙碌，使我們很少能按時吃飯；或者因為減肥節食，過度飢餓的結果，往往就是狼吞虎嚥、暴飲暴食；還有一大部分人的確可以按時吃飯，不暴飲暴食，但是在進食的過程中，邊吃飯邊工作，邊吃飯邊玩手

機、看電視，一頓飯要吃一小時，剛吃的時候是熱的，到冷了還沒吃進去幾口，吃飯非常不專心；或者是在一種悶悶不樂的情緒下用餐，邊吃飯邊跟家人或孩子吵架，對方吃得心情不舒暢，自己也吃進去一肚子氣。

不良的飲食習慣會出現胃脘部的不適，如胃脹、胃痛、胃酸、胃灼熱等，甚至發展成胃炎，因此對腸胃疾病的預防及調養，也得從改善不良飲食習慣入手。腸胃疾病「三分治，七分養，十分防」，吃出來的慢性腸胃疾病，還得靠吃來防治。俗話說：「細嚼慢嚥，長壽不難」、「細嚼慢嚥，脾胃強健」、「細嚼慢嚥，百吃不傷」，咀嚼不細碎及狼吞虎嚥，會導致粗糙的食物直接磨損胃黏膜，且難消化，加重胃負擔，使胃動力下降，對胃黏膜有發炎反應的病灶、潰瘍還會造成損害，加重病情。吃飯要細嚼慢嚥，使食物與消化液充分混合，還能讓食物在口腔內的機械加工與部分化學加工充分進行，有利於消化吸收。

同時勿暴飲暴食。民間有句俗語：「大飢而食宜軟，大渴而飲宜溫」，《素問．經脈別論》中說：「生病起於過用」，告訴我們飲食太硬、太涼、過量，都會導致疾病。每逢春節或其他節日後，消化科門診患者都會增加，而大部分患者都是暴飲暴食後引起腹瀉、嘔吐、胃脹等不適症狀。暴飲暴食會增加消化系統的負擔，這是一種不良的生活習慣，應及時改正。

專心用餐並保持良好的心態，也是需要培養的飲食習慣。

在門診經常會遇到許多工作壓力大、生活不順心時就會胃痛的患者，這是因為人長時間處於心理負擔太大的情況下，經常會把不良情緒帶到用餐的過程中，對胃產生很大的影響，情緒失調導致自主神經功能失調、胃液分泌失調、胃黏膜血液供給減少等，即為「煩惱出來的病」。在1960年代，曾有位醫生為患者做完胃部手術，術後在患者胃裡插了一根漏管，然後定期把胃鏡放進患者的胃裡觀察，後來發現患者胃黏膜血液供應與情緒有很大的關係。患者在感到憤怒時，胃黏膜就會充血；而患者憂鬱時，胃黏膜表現為缺血，這些變化是透過肉眼就能看到的。這也是最早發現的胃潰瘍與情緒相關的研究。情緒影響胃黏膜的功能狀態，削弱了胃黏膜的保護功能。在中醫裡，認為木剋土，也叫肝脾不和，是七情致病之一。

從1960～1980年代，研究人員不斷發現，生活中的壓力事件，會對胃部造成刺激。加拿大研究人員發現，傘兵訓練季節結束後，得胃潰瘍的風險比平時高出4倍，這說明了緊張、壓力和焦慮，對腸胃疾病的發生有一定的影響。

民以食為天，我們要把吃飯視為人生中的一件大事，要重視。在餐桌上，在吃飯時間，應該停止工作、忘掉煩惱，專心地吃飯，飯後再解決其他的問題。

(十九)早餐要好，午餐要飽，晚餐要少

民間諺語：「早餐要吃飽，午餐營養高，晚餐清淡稀，益壽如獲寶。」還說：「早吃好，午食飽，晚食少，身體好。」但現實中，大多數人卻是「早餐馬虎，午餐湊合，晚餐吃到全家福」，這樣的飲食習慣是很不好的。按照合理的分配，一日三餐應該是早餐、晚餐各占全天熱量的30%，午餐占40%。早餐是一天的開始，上午是腦力及體力工作的重要消耗階段，馬馬虎虎地吃早餐，或者不吃，大多數人上午會出現頭暈、瞌睡、乏力、注意力不集中等現象。另外，不吃早餐，也是誘發膽囊炎、膽結石、胃潰瘍的重要病因。而晚餐吃得太飽，比不吃早餐對健康的影響更大，夜晚脾胃開始進入休息階段，進食太多食物，肥甘厚味不僅難消化，還會引發高脂血症，並對膽囊造成極大負擔，另外長期晚餐攝取過多，是引發肥胖的重要因素。因此，早餐要好，午餐要飽，晚餐要少，這樣才對胃腸道功能有利，不會使人感到飽脹難受，且對睡眠有益，能提高睡眠品質，使人體的攝取與消耗平衡，身體各大系統協調，正常運轉，延年益壽。

(二十)飯前洗手，飯後漱口

飯前洗手、飯後漱口的良好習慣，目前在幼兒園教育時期就開始普及。飯後漱口，飯前洗手，是維持口腔清潔及飲食衛生的好方法。漱口能除去食物殘渣和部分軟垢，並可減少口腔的微生物數量，對保持口腔清潔、預防口腔疾病大有益處。因此，該如何教孩子正確地洗手和漱口，是我們需要了解的。

值得注意的是，孩子年紀小，抗菌能力弱，剛漱口時容易喝進生水，因此漱口宜用溫開水或純淨水。

「病從口入」，不少病都是經由手而入口的。日常生活和工作，都需要用手處理，因此各式各樣的致病菌，也都沾染在手上，尤其是小孩子，那麼該怎麼正確地做到飯前洗手呢？

以下是七步洗手法，簡稱「內外夾弓大立腕」：

第一步(內)：洗手掌，流水溼潤雙手，塗抹洗手乳(或肥皂)，掌心相對，手指併攏、相互揉搓。

第二步(外)：洗背側指縫，手心對手背，沿指縫相互揉搓，雙手交換進行。

第三步(夾)：洗掌側指縫，掌心相對，雙手交叉沿指縫相互揉搓。

第四步（弓）：洗指背，彎曲各手指關節，半握拳，把指背放在另一手掌心旋轉揉搓，雙手交換進行。

第五步（大）：洗拇指，一手握另一手大拇指旋轉揉搓，雙手交換進行。

第六步（立）：洗指尖，彎曲各手指關節，把指尖合攏在另一手掌心旋轉揉搓，雙手交換進行。

第七步（腕）：洗手腕、手臂，揉搓手腕、手臂，雙手交換進行。

除此之外，還有至少以下十種情況要洗手：

- 佩戴隱形眼鏡前。
- 如果家裡有嬰幼兒，在抱孩子及餵孩子食物前和處理嬰兒糞便後。
- 戶外運動、玩耍後。
- 去超市或商場購物後。
- 在人多、車多的地方，與陌生人有肢體接觸後。
- 接觸過公共物品，如電梯扶手、按鈕、公共電話後。
- 接觸過寵物後。
- 摸過錢幣後。
- 打噴嚏用手摀住口鼻後。
- 吃藥、在傷口上塗抹藥物前。

(二十一)婦女月經期、妊娠期、哺乳期和更年期等生理週期，養生保健各有特點

1. 月經期

(1) 月經期生理特點：

月經的到來，象徵女性生殖器官的成熟，具備孕育生命的能力。《素問．上古天真論》曰：「二七而天癸至，任脈通，太衝脈盛，月事以時下，故有子。」說的就是女子在 14 歲左右，各項生理功能趨於成熟，月經來潮，可以孕育生命。所以月經的正常與否，對女性生養後代至關重要。月經的正常與否，跟週期、行經天數、顏色、月經量、有無血塊、有無痛經等因素相關。正常情況下，月經週期一般為 28 ～ 30 天，經行天數 3 ～ 7 天，月經量 30 ～ 50ml，顏色鮮紅，無血塊，無痛經。

常見的月經疾病有以下幾種：經行先期、經行後期、月經過少、月經過多、月經先後無定期、經期延長、經間期出血、崩漏、閉經、痛經。連續兩個週期提前 7 天及以上者，稱為經行先期；連續兩個週期推遲 7 天及以上者，甚至 3 ～ 5 個月一行，稱為經行後期；週期基本上正常，但月經量較正常減少，或行經時間不足 2 天，甚至點滴及淨者、少於 20ml 者，稱為月經過少；月經量較正常明顯增加，而週期基本上正常者，超過

80ml 者，稱為月經過多；月經週期時而提前、時而推遲 7 天以上，連續 3 個週期以上者，稱為月經先後無定期；月經週期基本上正常，經行時間超過 7 天以上，甚或淋漓半月方淨者，稱為經期延長；兩次月經中間，出現週期性的少量陰道出血者，稱為經間期出血；月經的週期、經期、經量發生嚴重失常的病症，是指經血不按正常時間來潮，且暴下不止或淋漓不盡者，稱為崩漏；女子年逾 16 週歲，月經尚未來潮，或月經週期已建立後又中斷 6 個月以上，或月經停閉超過 3 個月經週期者，稱為閉經。前者稱原發性閉經，後者稱繼發性閉經；行經前後或月經期出現下腹部疼痛、墜脹，伴有腰痠或其他不適，稱為痛經。月經每兩個月正常來潮一次，稱為並月；每三個月正常來潮一次，稱為居經或季經；一年正常來潮一次稱為避年；有人不來月經也能正常懷孕生育，稱為暗經。[9] 以上四種情況，是特殊的生理現象，不屬病理。現代女性月經問題越來越多，且越來越趨於年輕化。這跟社會競爭的日益激烈，人們的工作壓力、不良的生活和飲食習慣、環境汙染、食品安全問題等因素相關，這些或多或少都會為女性的月經帶來不良的影響。

(2) 月經期禁忌：

- 忌食生冷、辛辣、刺激之物，少食肥肉、動物油。
- 月經期間吃生冷食物易導致寒邪侵犯人體，血遇寒則凝，造成寒凝血瘀，故月經有血塊、痛經、經期延長、月經過少等疾病。過食辛辣食物易助溼生熱，熱迫血妄行，易導致月經量多、經期延長等疾病。

- 忌過於接觸冷水及冷水洗頭，洗頭一定要用熱水，並把頭髮吹乾，避風寒。一是因為寒邪易侵犯人體，月經期抵抗力差，易感冒、頭痛；二是寒邪進入胞宮，造成痛經、閉經、月經過少等疾病。
- 忌藥補及飲食過於單一。藥物有寒熱溫涼的偏性，人體有陽虛質、陰虛質等 9 種體質，每種體質各有自身特點，如陰虛質的人不能吃辛溫燥烈的食品，如蔥、薑、蒜、花椒等，否則易生內熱，引起上火症狀。滋補類食物易阻礙脾胃的運行，影響氣血的執行，造成月經過少、色暗、經行後期、經期延長等疾病。飲食過於單一，氣血營養不足，有引起月經過少及閉經的可能。
- 忌劇烈運動，如快跑、跳高、跳遠、打籃球、踢球等。劇烈運動時出血量增加，身體得不到及時休息，加上出汗太多，易耗傷氣血。
- 忌游泳、洗盆浴。細菌易直接透過不潔水質進入陰道，造成感染，易引起陰道炎等疾病。
- 忌性生活。女性經期抵抗力下降，進行性生活更易引起婦科疾病。

- 忌染髮。經期抵抗力下降，染髮劑中的有害成分更容易侵犯人體，且頻繁染髮易引發毛囊炎、脫髮（掉髮）、頭皮搔癢等。
- 忌拔牙。經期拔牙易造成出血量過多，且抵抗力低，易造成感染。
- 忌穿緊身衣褲。長時間穿著緊身衣褲會導致血液流通不暢，影響血液執行，導致陰部潮溼、滋生細菌，引發婦科發炎反應。
- 忌長途旅行。女性經期更需講究衛生，勤換衛生棉，長途旅行時因條件限制，無法及時更換，易滋生細菌，引發婦科發炎反應。

(3) 月經期飲食方法：

- 經期適當吃偏溫熱食物和甜食。如薑糖膏、番薯等。
- 多吃當季新鮮蔬菜和水果，適量攝取高纖維、高蛋白食物。如豆製品、奶、蛋、魚、肉、時蔬等。
- 飲食注意葷素合理搭配，營養均衡。
- 適量運動，可做舒緩有氧運動，如太極拳、八段錦、散步等。
- 注意經期衛生，洗淋浴，勤換衛生棉、內衣等，著衣宜寬鬆舒適、注意保暖。

2. 妊娠期

(1) 妊娠期生理特點：妊娠是胚胎及胎兒在母體內發育成長的過程，妊娠期一般是 40 週。妊娠的整個過程有前期、中期和後期之分。妊娠期是孕育新生命的時期，對準媽媽來說，沒有什麼比生育一個健康的寶寶更重要了，此時妊娠期女性的任何行為，都有可能會影響到胎兒正常的生長發育。

(2) 妊娠期禁忌：

- 忌劇烈活動。劇烈活動時宮體晃動，易引起流產、早產。
- 忌食山楂等具有活血化瘀功效的食物或藥物，及過於寒涼之物。孕婦食山楂易引起流產，服用抗生素易引發胎兒畸形。吃過於寒涼的食物，易至寒邪直接進入母體，影響胎兒的生長發育。
- 忌食高脂肪、高熱量、油炸、過鹹、辛辣的食物。易引發妊娠高血壓、水腫等。孕期吃太多辣椒，孩子出生後易引發皮疹、結膜炎、眼部分泌物增加且黏稠。
- 忌情緒急躁易怒、過於激動。
- 忌穿緊身衣褲和高跟鞋。
- 忌長時間看電視、玩手機、玩電腦和打電話，以及接觸其他有輻射的電器。

- 忌喝酒、吸菸、染髮、燙髮。酒具有活血、化瘀、行氣的功效，易引起流產；菸草和染、燙髮劑中的有害成分，會透過母體進入到胎兒體內，易導致胎兒畸形。
- 懷孕前三個月（孕早期）禁止頻繁性生活及接觸放射性、有毒的化學物質。
- 預防感冒。感冒容易導致呼吸道感染，特別是流行性感冒，病毒易使胚胎或胎兒畸形，甚至引發流產。
- 懷孕初期禁止做 X 射線照射，否則易引發胎兒畸形。
- 不噴香水，香水容易刺激孕婦的呼吸道，引起過敏反應。

(3) 妊娠期養生保健方法：

- 適量運動，強度和頻率宜緩不宜快，以散步為佳。
- 飲食宜清淡，葷素搭配合理，營養均衡。如菠菜、海帶、魚、蝦、奶、蛋等。
- 養成良好的飲食習慣，不要暴飲暴食，尤其是妊娠前三個月，胎兒吸收的營養很少，如果此時孕婦飲食過於豐盛，體重增加太快，會為自己孕後期的日常生活帶來不便。
- 保持輕鬆愉悅的心情。《靈樞・邪氣臟腑病形》謂：「愁憂恐懼則傷心。」心情寧靜則胎元安靜，所以孕婦應盡量保持心情寧靜，才能使胎元穩固。

- 盡量在晚上 10 點前進入睡眠狀態，孕婦熬夜易導致自己睡眠不足，會增加孩子出生後體重過輕，和出現其他併發症的風險等。
- 家族成員，尤其是丈夫，在這個階段要做好妻子的守護神，多關心她，主動分擔家務，給予妻子生活和精神上的理解與支持。懷孕初期不宜行房事，以免引起流產。
- 不接觸有害物質，如放射線、汞等。
- 懷孕後期，孕婦可適當增加活動量，如多散步，有利於胎兒順產。還可經常用熱毛巾敷乳房及乳頭，因為在以後的哺乳過程中，乳頭皮膚嬌嫩，嬰兒用力吸乳汁時，容易造成乳頭皮膚皸裂，懷孕後期熱敷，可有效避免這種情況發生，從而減輕哺乳期媽媽的痛苦。懷孕後期還應適當增加蛋白質與鈣質的攝取，以給不斷成長的胎兒提供充足的營養。
- 避免感染、生病。平時注意衛生，避免接觸生病的人群，防止傳染。
- 多喝水，吃當季水果。補充維生素，保持大便通暢。

3. 哺乳期

(1) 哺乳期生理特點：哺乳期的女性因為生育而嚴重耗傷了氣血，不管是順產還是剖腹產。當然，剖腹產對人體的損耗相對更大，所以要先補益氣血。脾胃是後天之本，氣血生化之源，只有養好脾胃，才能吸收更多的營養供人體所需，從而補養元氣。哺乳期母親最重要的任務是分泌足夠的乳汁以餵哺嬰兒，如果乳母營養不足，一是影響乳母的健康，二是乳汁分泌量減少、乳汁品質不佳，影響嬰兒的健康成長，所以哺乳期母親的營養狀況非常重要。

(2) 哺乳期禁忌：

- 忌生氣。一方面生氣傷肝，肝氣鬱結，會導致乳腺不通，引起乳腺堵塞，乳腺堵塞嚴重時出現化膿發熱、疼痛，而且易引發乳腺炎；另一方面，乳汁為氣血所化，肝氣鬱結，氣血執行不暢，導致乳汁分泌量明顯減少，影響正常餵哺。
- 忌食用含抑制乳汁分泌的食物，如炒麥芽。(《中藥學》中記載炒麥芽有回乳功效。)
- 忌食過鹹、過甜、油炸及刺激性食物，如醃製品、巧克力、辛辣之物(如韭菜、蔥、薑、大蒜等，因辛辣之物易行散，耗傷氣血，乳汁由氣血所化，故食辛辣之物，乳汁會減少。特別是初期產婦，體質虛弱，更要避免吃辛辣之物，以免過度耗傷氣血，影響乳汁的分泌)，否則會影響乳母及嬰兒的身體健康。
- 慎用藥物。對乳母而言，藥物的化學成分會影響乳汁的分泌和品質；對嬰兒而言，藥物的化學成分會經由乳汁進入其體內，對嬰兒的身體健康造成不必要的影響。如果必須用藥，請在專業醫師指導下用藥。

- 忌食冰鎮水果、飲料等寒涼的食物。以免寒涼之氣直接侵入乳母體內，另外，嬰兒吃偏寒涼的母乳，也容易引起腹瀉。
- 忌從事強度太大的工作。

(3) 哺乳期養生保健方法：

- 盡量多休息，不要熬夜，特別是產褥期間（月子期），這樣才能使身體更快地恢復。
- 保持良好的情緒和心態，聽聽音樂，多和家人溝通交流。媽媽情緒急躁易怒，不僅會影響自身健康，還會抑制乳汁的分泌，往往也會造成孩子缺乏安全感。
- 補充營養。產後身體虛弱，可透過優質蛋白含量高的食物來補充、調養身體，多吃養生湯、養生粥，如鯽魚豆腐湯、羊肉胡蘿蔔湯、排骨湯、豬腳黃豆湯等。母親自身功能不僅能得到調養，也更能為孩子提供乳汁。
- 適量運動有利於產後恢復。久臥傷氣，久坐傷肉，經常躺著或坐著不動，不利於氣血運行，容易引起痰溼聚集，造成肥胖！
- 催乳。除了大多數人都知道多喝魚湯、豬腳湯之外，還有一些有助於催乳的中藥材，如王不留行等。

- 回乳方。炒麥芽 120g，或生麥芽、炒麥芽各 60g，煮水喝，連喝 3 天。
- 丈夫在此期間一定要多關心自己的妻子，在生活和精神上給予充分的理解和支持。很多產褥期婦女由於睡眠不佳、營養補充不全面，容易導致氣血虧虛。氣血虧虛會導致心肝失養、陰虛動火而出現心煩、急躁、易怒、情志憂鬱等。這些都是因為身體氣血失和導致的心理問題。

4. 更年期

(1) 更年期生理特點：女性更年期一般在 50 歲以後開始，可持續 5 ～ 10 年，甚至更長的時間。但是現在很多女性 45 歲左右就出現一系列更年期症狀，尤其是都市女性，由於生活、工作壓力大，加上其他因素，導致提前進入這個階段。那女性更年期會有哪些症狀呢？如失眠、多夢、無故生氣、煩躁、全身出汗、自覺發熱、停經前期月經紊亂、雌激素下降、新陳代謝緩慢導致腰腹部肥胖等，這些症狀統稱為更年期症候群。

(2) 更年期禁忌：

- 忌生氣。生氣傷肝，肝氣鬱結，氣血不暢，易引發乳房脹痛、乳腺增生。
- 忌進行運動強度太大的活動，以微微出汗為宜，汗為心之液，出汗過多，容易導致心慌、胸悶、乏力等心氣虛表現，尤其冬季不宜出汗。

- 不吸菸、不喝酒、不熬夜，否則會出現更年期燥熱症狀。
- 盡量不要長時間獨處。
- 少食辛辣、油膩、刺激性食物，以免助生內熱，導致脾胃消化功能不佳，引起上火症狀。
- 睡前不喝茶、咖啡，以免影響睡眠。
- 睡前不看驚悚、恐怖影視作品和書籍、圖片等。

(3) 更年期養生保健方法：

- 保持良好的心情、積極向上的生活態度非常重要。
- 養成健康的生活習慣，如春季、夏季晚睡早起，秋季早睡早起，冬季早睡晚起，生活規律。
- 養成良好的飲食習慣，一日三餐按時吃飯，早餐吃好，中午吃飽，晚上吃少；早餐一定要吃的營養；不挑食，少食油膩、辛辣之物；多吃新鮮、當季的蔬菜和水果。
- 多聽音樂、少生氣，家人要多鼓勵、少批評。
- 多動少坐，適量運動。可以進行如跳舞、練瑜伽、散步、騎腳踏車、練太極拳等有氧運動。盡量選擇自己最舒適的方式。
- 家人要多理解、支持和包容。

(二十二) 不抽菸、慎飲酒，可減少相關疾病的發生

抽菸是不健康的生活方式，飲酒過量也會對健康不利。珍愛生命，追求健康，樹立「治未病」理念，傳播養生文化，你我共同努力。

1. 抽菸 (吸菸)

(1) 吸菸會增加心肺疾病和罹癌的風險：研究顯示，吸菸會增加肺癌、食道癌、胃癌、肝癌、呼吸道疾病、慢性阻塞性肺疾病、缺血性心臟病和中風等死亡風險，其中對肺的危害最大。

長期吸菸者中約有 50%死於因吸菸導致的心臟病、肺病及癌症等。[10]

(2) 吸菸對生育的影響：吸菸影響男性和女性的生育功能，導致不孕不育。女性吸菸可能導致月經不調、子宮外孕 (異位妊娠)、雌激素低下，骨質疏鬆以及更年期提前；孕婦吸菸會導致流產、死胎、早產、嬰兒出生體重過低、先天畸形，亦可能增加胎兒出生前後的死亡率和先天性心臟病的發生率。

(3) 吸菸對智力的影響：研究顯示，吸菸者的智力比不吸菸者的智力降低 10.6%，也就是說，吸菸會讓人變笨，尤其是對青少年和兒童的智力影響最大。

(4) 吸二手菸對冠心病 (冠狀動脈心臟病) 的危害：吸二手

菸是指不吸菸者每週平均有 1 天以上吸入菸草煙霧＞ 13 分鐘。被動吸入的菸草煙霧又稱為「二手菸」或「環境菸草煙霧」，是目前危害最廣泛、最嚴重的室內空氣汙染之一，明顯增加人群的致死率。流行病學研究顯示，吸二手菸於 25 年內，會使冠心病風險增加 25%～ 30%。[11]

(5) 吸二手菸對青少年和兒童的危害：吸二手菸對青少年和兒童的危害尤其嚴重。研究顯示，煙中的有害成分，會導致青少年和兒童的大腦功能發生變化，影響其認知和行為能力，且影響其生長發育。

(6) 吸二手菸對孕婦和育齡女性的危害：大量流行病學調查顯示，丈夫吸菸的妻子，肺癌盛行率為丈夫不吸菸的 1.6 ～ 3.4 倍。孕婦吸二手菸會影響胎兒的正常生長發育。有學者分析了 5,000 多名孕婦後發現，當丈夫每天吸菸 10 支以上時，其胎兒產前死亡率增加 65%；吸菸越多，死亡率越高。[12]

為了自己的健康，也為了他人和後代子孫的健康，請不要吸菸。社會還需要多做一些吸菸導致危害健康的宣導，讓人自律，也主動對他人的吸菸行為進行積極的監督和勸導，共同營造一個和諧、健康、美好的生活、工作環境。

2. 飲酒

(1) 飲酒要適度：根據世界衛生組織（World Health Organization，簡稱 WHO）的定義，一單位的酒精約 10 ～ 12 公克的純酒精量，即相當於一罐 350 ml 的啤酒。大致上來說，女性若每天飲酒超過三杯，每週飲酒七次；男性每天超過四杯，且每週 14 次，就算是過量。適量飲酒，可以促進氣血運行，加快新陳代謝，像寒冷地區的人多以酒取暖。且古代醫家還經常用酒作藥引子，以助藥力更能發揮，如米酒、黃酒。

(2) 飲酒不當會危及生命：據統計，全球每年因有害使用酒精而導致的死亡人數高達330萬人，占所有死亡總數的5.9%。[13] 一位醫學專家在接受記者採訪時，說了一個真實的故事：一位急性黃疸型肝炎患者經住院治療，檢查指標恢復正常，出院後的前幾個月，還時刻不忘主治醫生的囑咐，滴酒不沾，可是有一次，實在禁不起朋友的誘導，終於「破戒了」，小嘗了一口，心想這一點應該沒事，但就在喝酒後的第二天，肝炎復發，且很快發展成急性重型肝炎，終因搶救無效而丟掉了性命。這樣的悲劇在生活中並不少見，所以對肝病患者來說，飲酒無疑就是催命符。

(3) 飲酒對特殊人群的危害：

青少年和兒童。酒精對消化道具有強烈的刺激作用，會使青少年和兒童出現胃腸不適和消化不良，影響正常飲食及營養素攝取，阻礙其正常的生長發育。同時，酒精的解毒過程，對青少年和兒童嬌嫩的肝細胞，會造成損傷，影響肝功能。

對孕婦而言，酒精具有活血、行血的功能，易引起先兆性流產及誘導胎兒先天畸形等。

(4) 飲酒過量可引起精神障礙：酒精是一種麻醉劑，長期飲用可產生酒精依賴、酒精中毒性精神障礙，如震顫性譫妄是在酒精依賴基礎上急性發作性精神障礙，如果不經治療，致死率可高達 35%。[14]

(5) 飲酒過量對肝臟的危害：飲酒過量，最受傷的莫過於肝臟。酒最主要的化學物質是酒精，而酒精主要是透過肝臟代謝的，其代謝產物及它所引起的肝細胞代謝紊亂，是導致酒精性肝損害的主要原因。

(6) 飲酒過量會增加罹癌的風險：研究顯示，過量飲酒比非過量飲酒者口腔、咽喉部癌症的發生率高出 2 倍以上，甲狀腺癌發生率增加 30%～ 150%；皮膚癌發生率增加 20%～ 70%；婦女乳腺癌發生率增加 20%～ 60%。在食道癌患者中，過量飲酒者占 60%，而不飲酒者僅占 2%。B 型肝炎患者本來發生肝癌的危險性就較大，如果飲酒或過量飲酒，則肝癌發生率將大大增加。[15]

(7) 過量飲酒對其他臟器的影響：

- 大腦。攝取酒精過多，對記憶力、注意力及情緒反應都有嚴重傷害。
- 生殖器官。對男性來說，酒精會使精子品質下降；對妊娠期的女性來說，即使少量酒精，也會使胎兒發生身體缺陷的危險度增加。

- 心臟。大量飲酒會加大發生心臟方面疾病的機率，過量酒精會引起心臟肌肉組織衰弱且受到損傷，而纖維組織增生，嚴重影響心臟的功能。
- 胃腸道。長時間飲酒或過量飲酒，會增加罹患胃炎、胃出血、胃潰瘍及腸道疾病的風險，嚴重時可能會危及生命。

(8) 過量飲酒對其他方面的影響：

- 對飲酒者而言，過量飲酒會使情緒容易激動，易與人發生衝突，自身難免受到傷害。
- 對家庭而言，伴侶和子女可能成為酒後不良情緒發洩的對象，破壞家庭和睦。
- 對工作而言，注意力和判斷力受到阻礙，影響工作效率。
- 對社會而言，易造成交通事故，擾亂正常社會秩序，對他人的身心造成不同程度的損害。

由於人們對酒精的危害性認知不足，酒精造成的社會問題和健康問題越來越多，因此應加強戒酒及飲酒危害的宣傳教育，引導人們正確飲酒、適度飲酒，以減少因酒精攝取過量導致身體各部位疾病的發生。這需要社會及每個人的共同努力。所以，為了自己和他人的健康，少量飲酒尚可，但不要貪杯哦！

(二十三) 人老腳先老，足浴有很好的養生保健功效

1. 雙腳與人體的密切關係

俗話常說：「樹老根先竭，人老腳先衰」，為什麼雙腳對人體這麼重要呢？

中醫學認為，足三陰經和足三陽經在腳部透過經絡相連，它們又分別與手三陰經、手三陽經溝通，共同維持人體氣血的運行。臟腑的病變，可透過經絡互相影響，反之，疏通經絡、氣血，又可達到治療臟腑病變的效果。如足少陰腎經的湧泉，針灸或藥物貼敷等，可以治療頭痛、失眠、大便難、小便不利等。所以，腳與臟腑的關係就是整體觀念的縮影。

從養生理論來看，腳離人體的心臟最遠，但負擔卻最重，因此，這個地方最容易導致血液循環不好。一旦下肢及雙腳的血液循環功能不佳，會影響到人體各器官的生理功能，導致各種疾病的發生。

2. 泡腳與氣血的關係

從中醫角度來看，腳有反射區和眾多經絡、穴位，當人們用熱水泡腳時，就會刺激經絡穴位、反射區，促進腳部，乃至全身的血液循環，從而加快身體的新陳代謝，發揮調節全身的

作用。如我們熟悉的湧泉和太衝穴，受到溫熱的刺激後，就會產生養腎護肝的作用。如果刺激腳底的大腸反射區，還會產生通便的效果。

3. 正確的泡腳方法

- 睡前泡腳。先取適量水放入腳盆中，水溫應因人而異，溫度宜 38 ～ 40℃，以腳感溫熱為準，太燙、太冷都不好；水深開始以剛覆腳面為宜。為維持水溫，需邊搓洗邊加熱水，最後水可加到足踝以上。
- 泡腳時間要視年齡而定。就老年人而言，一般泡腳 20 ～ 30 分鐘為宜，但低血壓、平素身體虛弱，每天泡腳 20 分鐘就足夠了，以防泡腳時間過長，引起血管擴張，導致血壓降低。兒童因為皮膚細嫩，泡腳 10 分鐘為宜。而年輕人每天泡腳 15 ～ 20 分鐘就可以了。
- 洗完後，不要晾乾，用乾毛巾反覆搓揉乾淨最好。
- 另外，請注意，初次泡腳者水溫應低一些，逐漸加熱水來升高水溫。但是有嚴重心力衰竭和高血壓的患者，需在醫生指導下泡腳，以免引起不良後果。

泡腳的水溫不能太高，以免發生意外。泡腳水不能太淺，至少要沒過腳面，如果連小腿一起泡，效果會更好。在足療和足浴結束後，應適量飲水，來補充水分。

4. 不宜進行足浴養生的人群

- 足部有皮膚破損及燒傷、燙傷者。
- 各種感染性疾患，如丹毒、蜂窩組織炎等。
- 嚴重心臟病、肝病及精神病患者。
- 飢餓、極度疲勞或醉酒後。
- 腫瘤患者不宜採用足療法。
- 骨折、脫位要用相應的整復手法進行復位並加以固定，未處理之前不宜採用。
- 各關節部位創傷，骨膜炎急性期禁止足浴。
- 嚴重骨質疏鬆者。
- 關節韌帶撕裂傷、斷裂傷，不能用足浴手法，應手術治療。
- 皮膚區域性病變，如溼疹、瘢痕等。
- 有出血性體質的人或傾向者，以及各種疾病出血活動期。
- 急性傳染病患者。

（二十四）節制房事，欲不可禁，亦不可縱

「欲不可禁，亦不可縱」是中國古代房事養生學的重要內容，簡單地說，就是人的性行為不可禁止，也不可放縱，要加以節制。

1. 適度和諧的房事有益健康

房事是人的正常生理需求，適度和諧的房事生活，是健康心理、生理的重要保證。現代醫學研究已證明婚姻有利於健康，終身未嫁及離婚、孤寡者，男女乳腺癌的發病率比一般人高，盛行率、死亡率也高。這些都說明適度、協調的性生活不僅促進健康，且對疾病的預防也具有積極意義。和諧的房事活動還有益於優生，《廣嗣紀要》指出：「求子之道，男子貴清心寡慾以養其精，女子貴平心定氣以養其血。」還說：「男子以精為主，女子以血為主，陽精溢瀉而不竭，陰血時下而不愆，陰陽交暢，精血合凝，胚胎結而生育蕃矣」。以上充分說明適度和諧的房事不但有利於健康長壽，且是優生的重要保證。

2. 房事不節對健康的危害

房事不節，首先是指房事不節制，縱慾無度，超過人體所承受的範圍。中醫學歷來認為房事不節、勞倦內傷是致病的重要原因。意思是說，如果不節制房事，易耗傷人體精血，導致身體虧損，疾患找上門來。

無論對男人還是女人，性生活過度容易加重腰背勞累過度。對男子來說，性器官反覆與永續性地充血，容易誘發前列腺炎、精囊炎等疾患，會造成會陰部不適、腰痠背痛，還會出現血精。而對女人來說，過度的性生活，導致性器官一直處於充血狀態，容易誘發盆腔充血，也就是所謂的卵巢靜脈症候群，會產生腰痠、下身沉重等不適感。少年房事不節制，是陽痿的主要原因。

《素問·上古天真論》記載：「今時之人不然也，以酒為漿，以妄為常，醉以入房，以欲竭其精，以耗散其真，不知持滿，不時御神，務快其心，逆於生樂，起居無節，故半百而衰也。」其中就說人不知節制性行為，不控制自己的私慾，過度耗散精血，生活不規律，易導致早衰。

(二十五) 體質虛弱者可在冬季適當進補

中醫理論有「春生、夏長、秋收、冬藏」之說，冬季是人體收斂潛藏的時候，此時進補，更易於吸收，有利於增強體力、提高抵抗力、減輕宿疾等。

進補有滋補、清補、平補三種。滋補就是用具有滋膩性質的補品、補藥來補益虛弱體質的方法，常用的滋補食物有豬肉、牛肉、羊肉、母雞、鵝、鴨、鱉、海參等，藥物有熟地黃、阿膠、鱉甲、鹿角膠及各種補膏等；清補是用清淡平和的藥物、食物來補益虛弱體質的方法，常用的清補食物有百合、綠豆、西瓜等，藥物有西洋參、沙參、麥冬、石斛等；而平補是用性質平和的補品、補藥來補益虛弱體質的方法，這類以藥物居多，如人參、黨參、太子參、黃耆、蓮子、芡實、薏仁、赤小豆、大棗、燕窩、蛤蟆、銀耳、豬肝等。

中醫認為「虛則補之」，沒有明顯「虛證」者不宜進行中藥進補，可適當進行食補。如多吃蘿蔔可健胃助消化；多吃山藥能補脾胃；牛肉、大棗、山藥、板栗可補氣；雞蛋、豬肝、瘦肉能補血；梨、桑葚、藕、蛋黃、鴨肉可滋陰；羊肉可壯陽。

當然，食補也有三宜。一宜粥糜，冬季宜食麥片粥，可養心除煩；食茯苓粥，可健脾養胃；食大棗粥，可補血益氣；食玉米粥，可調中開胃等。二宜溫熱之品，如羊肉、龍眼肉、大棗、雞蛋、山藥、豬血、糯米等。三宜堅果，如核桃、板栗、松子等。

冬季進補對身體有補養和治療的雙重意義，有益於身體健康。但冬季進補並非人人皆宜。對那些健康、身強體壯的人，就沒有必要進行冬補，只需注意飲食調養及適當的體育鍛鍊即可。而對那些開刀手術、大病初癒、勞累過度、年老體虛者，透過冬季進補，則可以儘早恢復健康。但具體應該怎樣補，需要補什麼，每個人身體的情況不同，進補時應有所別，各取所需。

- 陽虛、冬天怕冷者，進補宜選擇具有補腎陽作用且溫而不燥的助陽之品。可選用鹿茸片、參茸片、參茸補膏等；也可選用鹿茸血片或粉片，每次 0.5g，隔水燉服。除服滋補藥物外，還可吃些羊肉、牛骨髓等具有補氣助陽、增加防寒作用的食物，這些都是補陽上品，在冬季可經常食用。
- 血虛不足、常有頭昏眼花者，可選服有補益氣血作用的阿膠漿、四物飲、參杞補膏、補氣養血膏等中成藥。同時可常食動物血、禽蛋、禽肉等進行食補。
- 陰虛者，冬季進補可選用六味地黃丸、左歸丸等中成藥；也可服用蛤蟆油以補腎精、潤肺養陰；老人或產婦也可食用海參，對虛弱疲勞、精血虧耗等症有效。
- 氣虛不足、常體倦無力、動則氣喘者，可選用有健脾益肺、靜心安神作用的紅參或生晒參（紅參較生晒參性溫）。方法：將紅參切碎，在火上烘軟後切片，每天 3 ～ 4g，放入小瓷碗內隔水蒸燉，每天服 1 ～ 2 次。也可適量飲些豆漿、牛奶；還可燉大棗、龍眼肉、蹄膀、精肉等服食。

生命在於運動，人們不能光靠滋補品來維持身體健康，還要參加適當的體育鍛鍊和力所能及的運動，方能最終獲得健康。

另外，冬季進補時還要注意以下幾點：

- ♦ 服用人參進補時，忌食蘿蔔等下氣、破氣之藥，以免影響人參的進補作用。
- ♦ 凡有感冒發熱、不思飲食、消化不良、嘔吐腹瀉等病症，都應暫停服用任何滋補品，待病癒後再進補。
- ♦ 進補時忌進食過於甘膩的食物，忌過食生冷食品，以免妨礙對補藥、補品的吸收。

（二十六）小兒餵養不宜過飽

對小兒來說，全身各個器官都處於稚嫩的階段，功能尚未發育成熟，消化系統更是如此。如果攝食過多、過飽，則容易損傷小兒的脾胃。

合理飲食防「七過」，就是指過好、過飽、過雜、過偏、過酸、過甜、過涼，以下逐一細談。

(1) 過好：過好是指大量進食高蛋白、高脂肪食品，如奶、蛋、肉等食物。過猶不及，大量進食這些食物，不利於脾胃健康和消化吸收，要適可而止。

(2) 過飽：家長總嫌孩子吃得少，因為每個家長都希望孩子身體強壯、快快長大，孩子吃得多，家長就很高興。但要知道，孩子胃容量是有限的，長身體需要的能量也相對較少，吃得太飽，會讓孩子腸胃負擔過重，只會影響消化吸收，結果適得其反。如何拿捏這個分寸呢？家長為孩子創造安靜、專心吃飯的環境，孩子覺得吃飽了，就可以了。

(3) 過雜：過雜是指孩子整天吃各式各樣的零食。為什麼孩子們都那麼愛吃零食呢？因為零食一般都過鹹、過甜、過酸或過辣，這樣的口味，強烈地刺激孩子的味蕾，孩子感覺有味道，所以就喜歡吃。但是這種強烈的刺激，對孩子的脾胃功能恰恰有不好的影響。因此盡量讓孩子少吃零食，能不吃就不吃。

(4) 過偏：飲食過偏是指飲食單一，喜歡吃什麼就每天吃，不喜歡吃什麼就不吃。飲食單一容易使某些營養成分缺失而影響孩子生長發育。最好的習慣是什麼都吃一點，什麼都別吃太多。

(5) 過酸：酸性收斂，過食酸食易使內熱積聚。特別要強調的是，酸味的水果、優酪乳都是好東西，還是要適可而止。

(6) 過甜：兒童味覺發育還不完全，但是對甜味很敏感，因此最喜歡吃甜食。過食甜食最容易影響脾胃運行，容易產生內熱，為感冒、咳嗽創造良好的條件。怎麼辦？還是適可而止！

(7) 過涼：飲食過涼耗傷脾陽，影響脾胃運行功能；對脾胃功能差、吸收不好的孩子來說，要杜絕冷飲，吃飯最好也熱一點。

吃什麼？怎麼吃？簡單地說，就是要食譜廣，不偏食，什麼都吃一點。但是也不能亂吃，還是要以穀物類食物為主，否則就是前面說的「過雜」了。

至於偏食這個問題，大多數孩子都有，這就需要家長多費心了。孩子不吃菜，你煮飯的時候，可以多煮一點蔬菜，少煮一點肉類，肉吃完了就不再多加，慢慢訓練孩子吃菜。家長要狠下心，「飢不擇食」是最好的解決偏食的方法。

吃飯時間要「定時就餐、就餐定時」。孩子的吃飯時間，比如上午 8 點吃早餐，那就這個時間開始吃飯，孩子不吃，過了時間後，就不給他吃了；中午 12 點準時吃午餐；下午 6 點準時吃晚餐。這樣逐漸使胃形成一種生物反射，形成一種規律，這樣反而能讓腸胃功能維持良好的狀態，反而增加食慾。

然而有些家長圍著孩子餵食，一頓飯一小時吃不完，或這個玩一下，那個玩一下，然後再吃，孩子稍不注意就往嘴裡塞一口，這非常不好！孩子很多厭食習慣就是這樣養成的。

「就餐定時」是指孩子吃飯所用的時間大致固定，吃飯時間半小時，就一定要在 30 分鐘內吃完，不要拖拖拉拉。安靜愉悅的就餐環境，不但能提高孩子的食慾，還有助於腸胃的消化吸收。反之，家長一味地催促、打罵，只會增加孩子對吃飯的恐懼，更加排斥吃飯這件事。另外，為了確保孩子正餐吃得多，家長要做到不要在非用餐時間給孩子零食，如飯後吃水果有助於消化，飯前吃水果就是「占胃」了。飯前的準備是家長最容易忽略的，孩子很可能胃已經「被占領了」。

這個時候爸爸媽媽在幫寶寶餵食時，一定要拿捏好分寸，讓寶寶能始終維持正常的食慾，不宜有時太飽、有時太餓。應該以「七分飽」為最佳狀態，這樣既能確保孩子生長發育所需的營養，又不會因吃太飽而加重消化器官的負擔。

如果寶寶長期吃得過多，極易導致腦疲勞，造成大腦早衰，影響大腦的發育，智力偏低。此外，吃得過飽，還會造成肥胖症，從而嚴重影響骨骼生長，限制寶寶身高發育。

值得一提的是，眾多爸爸媽媽普遍會犯的錯誤是總讓寶寶吃太飽，因為他們都認為，只有寶寶吃得飽，營養才會跟得上，但卻完全不知道這會直接影響寶寶的生長。

因為當人處於低血糖時，也就是飢餓狀態，會在客觀上促進腦下垂體分泌更多的生長激素，刺激寶寶骨骼生長。所以，寶寶吃過飯後，就不要再餵零食了，不但阻止飢餓狀態下生長激素分泌，還造成寶寶性早熟，讓寶寶徹底成為矮個子。

三、常見的
中醫養生與調理方法

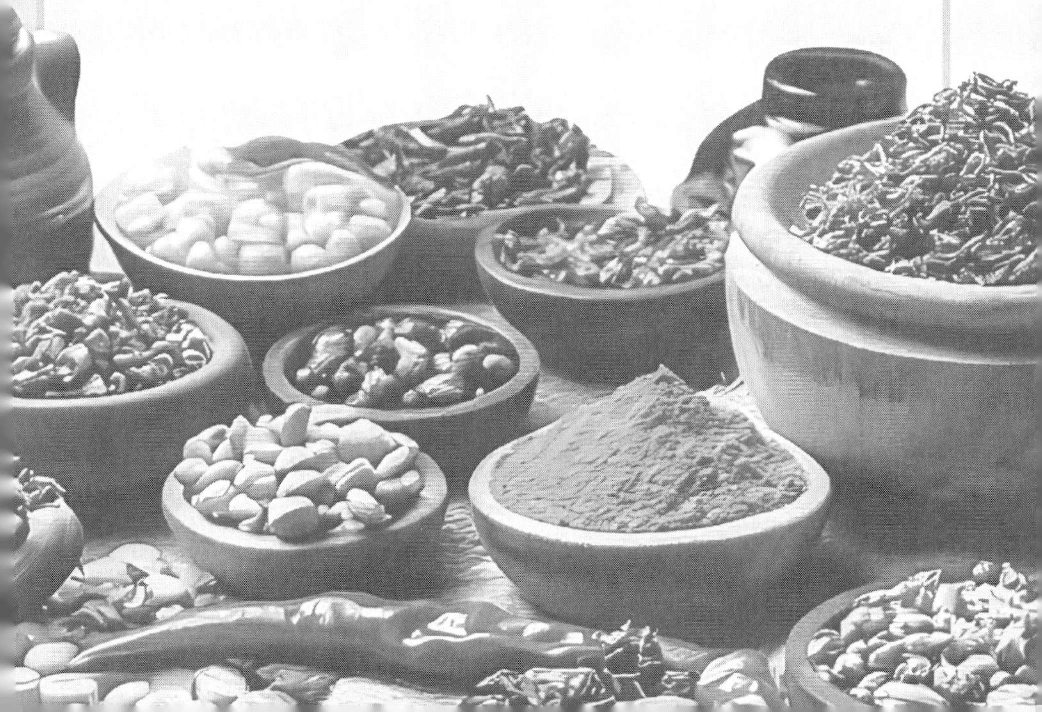

(二十七) 情志養生：透過控制和調節情緒，以達到身心安寧、情緒愉快的養生方法

1. 概述

《靈樞．百病始生》說：「喜怒不節則傷藏。」在正常情況下，七情六欲，人皆有之，七情活動對身體生理功能產生協調作用，是人對環境變化的正常反應，不會使人致病。

情緒的表現是人在接觸、認識事物時，本能的內心複雜變化的綜合表現。心理調節是人體身心健康一個非常重要的環節，從古至今，被人類所重視，現代社會中，其作用也越來越突顯。情志致病會危害人們的身體健康，也會危害社會的健康狀態。

2. 情志致病的機制

情志致病的機制主要影響人體內環境的平衡，如氣機執行障礙、臟腑功能失常，以及損傷身體陰陽、精血等。致病因素皆可積而成病，進而導致情志疾病的發生，而情志致病反過來又加重飲食勞傷。其表現形式多樣：傷及臟腑，擾亂氣機，陰陽失調，損傷精血，如「怒傷肝、喜傷心、思傷脾、憂傷肺、恐傷腎」。每個臟器都不是單獨存在，而是相互影響的，動一處而牽全身。生活中最常見的思慮過度，會出現食慾不振；同樣悲

憂過度，也會導致消化不良，腹部脹滿。《素問．舉痛論》說：「怒則氣上，喜則氣緩，悲則氣消，恐則氣下，寒則氣收，炅則氣洩，驚則氣亂，勞則氣耗，思則氣結。」七情太過，對人體氣機的影響是很嚴重的。如過度思慮，傷脾耗血、影響食慾，造成氣血生化不足，精血虧損。《素問．生氣通天論》中記載：「陰平陽祕，精神乃治，陰陽離決，精氣乃絕。」

3. 情志變化對身體各部位的影響

情志的變化對心血管、神經系統、消化系統、呼吸系統、內分泌都有一定的影響，情緒持續緊張和精神過度疲勞，是引起高血壓的重要原因。在日常生活中，由於暴怒、恐懼、緊張或過於激動而引起心血管疾病，甚至導致死亡的人，不在少數。

近年來，由於生活壓力大、節奏快，諸多心理矛盾、心理問題日益突出。一旦出現思想、認知不當，鑽牛角尖，就會造成心理不平衡，進而導致心理性疾病的發生。

4. 調養情志的方法

(1) 保精御神：《素問．上古天真論》中指出：「不時御神，務快其心，逆於生樂，起居無節，故半百而衰也。」原文中「半百而衰」即指人過早衰老，原因在於「不時御神」，即指不善於調攝、平穩自己的情緒。一些人經常違背自然規律而取樂，如網際網路時代的加快，夜生活的日趨流行，導致熬夜、暴飲暴食、過度勞累等如家常便飯，這種生活習慣，違背自然規律，促使人體過早衰老。這樣的生活，使氣血損耗，氣血是神的物質基礎，長期的耗散，使氣血虧損，肝藏血，血少會導致肝血虛、肝火旺，肝火上炎，導致情緒不穩定，遇事不冷靜，從而引起社會交往受挫，更多不良情緒產生，惡性情緒如此循環，是很不容易長壽的。人生「難得糊塗」，心胸豁達才有利於身心健康。對日常生活中遇到的各種複雜問題及外界環境事物，要採取安和的態度，來進行修養身心。

(2) 不慕他人：《素問．上古天真論》云：「美其食，任其服，樂其俗，高下不相慕，其民故曰樸。」也就是說，不管吃什麼樣的食物都覺得甘美，吃出精神層面的愉悅；不管穿什麼樣的衣服都覺得合適，穿出喜悅和美好的感覺；以喜愛和遵守自己的風俗習慣感到快樂；人們社會地位有高低，但都不會羨慕和嫉妒，各安於本位。但很多人做不到，有些人嫉妒別人的地位、才華、品德、名聲、成就、相貌等高於自己，而產生怒火，使心境憂鬱，情緒煩躁，做出各種損人不利己的事。這又何必呢？真是得不償失啊！

消除嫉妒的根本方法是擺正心態，客觀思考，加強思想修養，對情緒進行良性控制。

(3) 清心寡慾：減少私心雜念，降低對名利和物質的貪欲。一個人私心太重、貪心太多、嗜慾不止，他的精神很難安靜下來，只有少私寡慾，精神才能守持於內。

《素問．上古天真論》中：「恬淡虛無，真氣從之，精神內守，病安從來？」只有精神保持樂觀、開朗，體內氣血才能正常執行，否則「百病生於氣」，將自食其果。

(4) 心態平和：生在凡塵俗世的我們，難免會碰到一些令人一時想不開的事，每每碰到，不同的人面對問題，可能會有不同的反應。

心態平和，勿貪心，看得開也許問題迎刃而解；而想不開的，不肯退一步，甚至作繭自縛，會導致人間悲劇的發生。

要避免生氣，諸如閒氣、怨氣、怒氣、悶氣。日常生活中為雞毛蒜皮的瑣事生氣的比比皆是，例如平時出門遇到一些麻煩的事情、家庭生活中的小口角等，其實都是芝麻小事，靜下心來想想，真的沒有必要生氣。

要看到自己的長處，不要心生嫉妒，抱怨一些人或事。其實也沒有這個必要，要多往好的方面看，學會排解，心態平和。如果遇到不開心的事情，不要悶在心裡，要及時說出來，也許別人的勸導，會使你的問題迎刃而解。

不論遇到哪種不如意，都可能會導致氣機逆亂，身心健康受到影響，時間久了，會導致氣滯血瘀，瘀血濁液積聚體內，久而久之，輕者會失眠、焦慮、脾氣暴躁，重者可能會引發心臟疾病、腫瘤等較為嚴重的病患。

學會轉移注意力，心情不好的時候，練書法、畫畫、跳舞、學樂器，或是購物、旅遊，或換個新髮型，都能讓人在不同的環境下，敞開心扉，忘記煩惱。你不妨試試，這些真的會讓你輕鬆起來。

南宋詞人辛棄疾的詞〈賀新郎·用前韻再賦〉：「嘆人生，不如意事，十常八九。」一生當中，處於逆境的時間太多。身處逆境，苦悶、惶恐、絕望之時，難免鬱悶在心，應一吐為快，發洩出來，這就是所謂的「鬱而發之」。方法甚多，或找朋友聊天解悶，或爭辯，或大哭一場等，你會發現，發洩出來是如此的暢快。

(5) 學會分享，融入社會：「無事生非」是說一個人獨處時，孤獨會帶給人精神上的空虛和痛苦，容易陷入憂煩的氛圍中。但有的人就是孤僻、不合群，造成社會關係差，其危害和負面影響比吸菸、高血壓和肥胖更嚴重。這時怎麼辦呢？

社交能滿足人們精神方面的某種需求。主動與人交流是一個接地氣的好方法。因為交流是一劑良藥，使人們能增進情感，排遣孤寂，增添許多積極樂觀的情緒，產生許多幸福感與滿足感。生活中主動找陽光開朗的朋友排解憂愁，因為待人誠懇、積極向上、樂觀進取的朋友，無形之中會使你變得豁達開朗，忘卻憂愁，產生積極向上的正能量。這就應驗了「近朱者赤，近墨者黑」這句經典古話。

人體健康需要營養、運動、休息等生理方面的滿足，也需要安全、友誼、成就、信任和尊重等精神方面的滿足，以達到良好身心平衡。

(6) 專心致志：它是指選擇自己感興趣的事情，專心致志地去從事它，在享受興趣帶來樂趣的同時，忘卻其他煩憂，達到養生的目的。其實，我們每天都認真、忘我地工作，也是一種養生，是「志有所專」的具體表現，只不過自己沒有察覺罷了。

愛迪生 (Edison) 就是一生對工作非常專注的人，每天工作十幾小時，甚至更長，但他從來不覺得辛苦，在興趣中，不知不覺達到「專心致志」的境界。

「樂以忘憂」的他，工作不但沒有拖垮他的身體，反而使他健康地活到 80 多歲。志有所專就是這種接近「道」的養生方法。

(7) 不驕不躁：驕傲者常常很自負，急躁者易衝動，不計後果。固執、好爭辯、急躁、緊張、大聲說話、匆忙、衝動、富含敵意、具有攻擊性，是上述兩種人的主要特徵，他們的理想世界與現實存在差距，這種反差，造成他們內心的痛苦。有其特徵的人，情緒波動大，對心血管和腦血管會產生負面影響。

總之，人一定要正確評判自己的優勢與不足，做一個現實主義者，客觀地了解與評估自己的能力，克服焦躁情緒，順應自然環境，保持心態平和，才有助於情志的調養，益於身心健康。

(8) 穴位按摩、疏理氣機：

1) 太衝：位於足背側，第一蹠骨間隙的後方凹陷處。

作用：調理氣血，平肝熄風，平緩心情。

2) 膻中：在前正中線上，兩乳頭連線的中點。

作用：理氣降逆的要穴，調理人身一切氣機。

特別提醒：穴位按摩後，喝杯溫開水。(具體操作方法，請查閱中醫養生保健五大要穴和經穴養生類書籍等)

(二十八) 飲食養生：根據個人體質類型，透過改變飲食方式，選擇合適的食物，從而獲得健康的養生方法

中醫體質學劃分了幾種基本體質類型。首先，我們要了解自己屬於什麼體質，只有了解自己的體質，才能找到適合自己的食物類型，養生便事半功倍。

(1) 平和質者主要表現：體型勻稱健壯，臉色、膚色潤澤，頭髮稠密有光澤，目光有神，脣色紅潤，不容易疲勞，精力充沛，睡眠、食慾良好，大小便正常，性格隨和開朗，平時很少生病，對自然環境和社會環境適應能力強。

(2) 氣虛質者主要表現：平素易乏力，倦怠少氣，臉色微黃或白，脣色淡白，毛髮不華，性格喜靜懶言，常自汗，易感寒、易哮喘等。

(3) 陽虛質者主要表現：體型肥胖，畏寒怕冷，性格多沉靜內向，精神萎靡，毛髮易落，大便多溏，小便清長等。

(4) 陰虛質者主要表現：體型多瘦長而臉色潮紅，咽乾口燥，手足心熱，不耐熱，性格多急躁易怒，常失眠多夢。

(5) 血瘀質者主要表現：以瘦者居多，鼻色常暗，髮易脫落，紅絲攀睛，肌膚或甲錯或瘀斑，心煩心悸，健忘時作，舌質多暗等。

(6) 痰溼質者主要表現：體型肥胖或素肥今瘦，臉色淡黃而暗，且多脂，口黏痰多，胸悶身重，肢體不爽，苔多滑膩等。

(7) 溼熱質者主要表現：面垢油光，易生痤瘡，常口乾、口苦、口臭、尿黃、大便黏滯不爽等。

(8) 氣鬱質者主要表現：體型瘦弱，性格內向脆弱，反應和適應能力差，常憂鬱不樂，易驚悸，失眠、多夢，食慾不振，喜嘆息，煩躁易怒，坐臥不安或咽中異物感，或脅脹竄痛，多伴甲紫舌暗。

(9) 特稟質者主要表現：特稟質即易過敏體質，沒有感冒時也會打噴嚏、鼻塞、流鼻涕，因季節變化而咳喘，容易過敏 (對藥物、食物或花粉)，皮膚易起蕁麻疹，皮膚一抓就紅，易出現抓痕等。

偏於氣虛質者，多食山藥、大棗、蓮子、番薯、黑米等健脾益氣之品。

偏於陽虛質者，多食牛肉、羊肉、韭菜、生薑等溫陽之品。

偏於陰虛質者，多食瘦豬肉、鴨肉、綠豆、冬瓜等甘涼滋潤之品。

偏於血瘀質者，多食山楂、醋、玫瑰花、金桔等具有活血、散結、行氣、疏肝解鬱作用的食物，少食肥肉等滋膩之品。

偏於痰溼質者，飲食應以清淡為主，少食肥肉及甜、黏、油膩的食物，可多食海帶、冬瓜等。

偏於溼熱質者，飲食以清淡為主，可多食赤小豆、綠豆、芹菜、黃瓜、藕等甘寒、甘平的食物。

偏於氣鬱質者，多食金針花、海帶、山楂、玫瑰花等具有行氣、解鬱、助消化、提神作用的食物。

(二十九) 運動養生：透過練習中醫傳統保健方式來維護健康、增強體質、延長壽命、延緩衰老，常見的養生保健方式有太極拳、八段錦、五禽戲、六字訣等

中華民族有五千多年的悠久歷史，在漫長的歷史發展長河中，累積豐富的益壽防衰的養生經驗，形成既有系統理論，又有健身方法的民族特色的傳統養生功法，它為中華民族的繁榮昌盛做出了重大貢獻。養生功法的鍛鍊，是透過肢體姿勢調整、呼吸鍛鍊、意念控制，使身心融為一體，達到增加人體各臟腑組織的功能，誘導和啟發人體內在潛力，產生防病、治病、益智、延年的作用。

接下來，就太極拳、八段錦、易筋經動作要領和對人體鍛鍊的益處進行解讀，具體練習，愛好者可根據健身氣功影片或向具有教授健身氣功師資的老師學習。

1. 太極拳 (簡述)

太極拳是中華傳統健身氣功的一塊瑰寶，太極拳在世界範圍內展現出廣泛的影響力。

太極拳是中華民族辯證的理論思維與武術、藝術、引導術、中醫等的完美結合，它以中華傳統哲學中的太極、陰陽辯

證理念為核心思想，集頤養性情、強身健體、技擊對抗等多種功能為一體，是高層級的人體文化。作為一種飽含東方包容理念的運動形式，其訓練者針對意、氣、形、神的鍛鍊，非常符合人體生理和心理的需求，對個體身心健康及人類群體的和諧共處，有非常重要的促進作用。太極是古中華文化最具特色和代表性的哲學思想之一，太極拳基於太極陰陽之理念，用意念統領全身，透過入靜放鬆、以意導氣、以氣催形地反覆訓練，以進入「妙手一運一太極，太極一運化烏有」的境界，達到修身養性、陶冶情操、強身健體、益壽延年的目的。

(1) 太極拳對腦的功能，產生積極的調節和訓練：太極拳要求精神專一，全神貫注，意動身隨，內外三合（內三合指意、氣、力相合，即意與氣合，氣與力合；外三合指手與足合、肘與膝合、肩與胯合），連綿不斷，一氣呵成。這些細微、複雜、獨特的鍛鍊方法，要求融合在太極拳練習的過程當中，是對大腦很好的鍛鍊。進而調整身體諸系統的功能，使其趨於正常，諸臟器達到堅強而有力，從而發揮防病、治病、強身、防身的目的。

太極拳是「以靜制動，雖動猶靜」，動與靜結合的鍛鍊方法。這有益於對大腦皮層興奮、抑制的調節。它對大腦皮層過度興奮引起的神經衰弱、失眠、頭暈等有顯著療效。如果長期堅持下去，亦可逐漸消除疾病在大腦皮層引起的病理興奮，從而達到治療效果。太極拳強調在全身放鬆下進行鍛鍊。它不僅要求軀體放鬆，且要求大腦放鬆。在大腦支配下，神經、肌肉放鬆，又能反射性地使全身小動脈（高血壓主要表現在小動脈收縮）得到舒張，同時緩解小動脈壁的硬化。這樣血壓隨之下降，並趨於正常，對高血壓患者更為有利。在腦力、體力工作後進行全身放鬆，能使興奮的神經、疲勞的肌肉恢復快速，這就是練拳比靜止更能消除疲勞的原因。

(2) 太極拳對「氣」的訓練：太極拳練氣是在大腦皮層統攝諸神經系統下，使全身處於鬆靜狀態，隨著深長的呼吸，促使內臟器官和外部肌肉有節律地舒張、收縮，腰、脊、四肢螺旋纏繞，將沉蓄於丹田（小腹）之氣，運送到全身，此時，末梢神經會產生痠、麻、脹、熱的感覺，即通常所說的「氣感」。有此氣血運行感的人皮膚紅潤，其體溫可增加 1℃左右。透過肢體的順逆纏繞運動，不僅鍛鍊肌肉的彈性，而且提高血液循環的速度，因而可防治因血行受阻而產生的心血管和腦血管疾病。

練太極拳可使呼吸逐步加深，因之橫膈膜下降得較多。透過橫膈上下鼓動，牽動胸腹運動加強，對五臟六腑產生「按摩」作用，這是藥物達不到的效果。如此，胸腔、腹腔的器官血流旺盛，吸收功能加強，對諸臟腑產生的疾病，如腸胃消化不良、糖尿病、大小便失禁等，會收到良好的療效。

太極拳的深長呼吸，使肺腑排出大量濁氣，吸入較多的氧氣，提高肺部的換氣效率，同時增加肺組織的彈性。這可使肋軟骨骨化率降低，胸廓活動度加強，對肺相關疾病的防治，有一定的作用。

吸氣時，肛門肌肉（會陰）輕輕上提，吐氣時放鬆。這樣會陰一提一鬆，練久了，會感到會陰部隨著呼吸張弛起伏，這是肛門括約肌運動，可防治痔瘻病、脫肛、子宮脫垂和某些慢性生殖系統疾病。

(3) 太極拳對人體軀幹、四肢的作用：太極拳要求上身中正，上下一條線，「頂頭懸，尾閭收」，即百會與會陰在一條直線上。這樣不但可使氣血上下疏通，而且能避免未老先衰、低頭彎腰、脊椎萎縮等病態。透過太極拳順頂貫頂、腳底生根，會產生上下對拉的意念；加之手眼相隨，使頸椎左右擺動、前後搖轉等，可對頸椎疾病產生有效的預防和治療作用。

太極拳著重虛實轉換的鍛鍊。不論上肢、下肢、軀幹及內臟各部「處處均有虛實」。以腿為例，體重在左腿，則左腿為實，右腿為虛，反之亦然。腿部透過虛實鍛鍊，可以增加很大的力量。再以腳為例，當腳跟、腳掌、腳趾相繼下落抓地為實，腳心（湧泉）輕輕上提為虛，這叫實中有虛。經常做腳底板貼地、足弓上提的運動，一緊一鬆的虛實交換，可使足部的肌肉和韌帶得到充分的鍛鍊。長久下去，不但可以矯正扁平足，同時可使足弓增加彈性，達到健步輕盈。

太極拳特別注重腰部運動，要求「以腰帶脊」。透過腰部鍛鍊，可增強腎功能，同時對脊髓神經及自主神經有良好的功能刺激，再加上腹肌和膈肌運動的配合，對腹內器官瘀血的消除和腸蠕動功能的改善，有正面的影響，對腰背疼痛的防治，更有突出的作用。

太極拳要求關節和韌帶節節貫穿，周身一家。在腰脊、關節的帶動下，再配合迴旋纏繞運動，就能使肩、肘、膝、胯、踝、腕等關節，達到節節貫穿、周身一家的地步。如此則能增加各關節的功能和防止其發生退化現象，並有助於保持關節、韌帶、軟骨組織的正常功能。

肌肉的品質主要看彈性和堅實程度。長期練太極拳，能使肌肉堅實有力，從而防止大腹便便，走路困難。透過肌肉張弛和關節伸屈的運動，一方面可使功法運用自如；另一方面，由此產生有節律的擠壓，對靜脈血回流心臟會產生促進作用。

太極拳能健身治病是確信無疑的，但有一個條件，即必須堅持下去，要把練太極拳視為如同吃飯般不可或缺。只要堅持，就能達到精神旺盛、身體健壯的鍛鍊目的。

2. 八段錦

八段錦功法是一套獨立且完整的傳統健身功法，起源於北宋，至今已有八百多年的歷史。古人把這套動作比喻為「錦」，意為五顏六色，美而華貴！展現其動作舒展優美，認為其「祛病健身，效果極好；編排精緻，動作完美」。現代的八段錦在內容與名稱上均有所改變，此功法分為八段，每段一個動作，故名為「八段錦」，練習不需要器械，不需要場地，簡單易學，節省時間，作用極其顯著。

預備勢

預備勢是以鬆靜自然的態勢，將身體調整到相對平衡的狀態。頭頂百會上領，引導頭部擺正，並有虛領向上之意，有利於督脈的暢通，從而行氣上升以養腦營神。

第一式　兩手拖天理三焦

本式透過「兩手托天」的動作，主要達到調節三焦的氣血與陰陽的功能。

透過兩手交叉上托，緩慢用力，保持拉伸，透過意念、導引的配合，引動人體的內氣與大自然的外氣相結合，強化人與大自然氣機的交流，達到天人合一。

「兩手托天」為何能調理三焦呢？天，為最高；托天者，就是盡量向上托的意思。

「兩手托天理三焦」這個完整動作是一個呼吸週期，但在「托天」一瞬間，應當是閉息助力，從而使「內勁」貫通上、中、下三焦。全身各個關節幾乎全部參與鍛鍊。在兩手托天時，配合逆腹式呼吸，會使胸腹部的內臟得到間接「按摩」；還會使十四經及其相關的絡脈、經筋、皮部，也隨之得到調理。透過脊柱的對拉拔伸，刺激背部的督脈及脊柱兩側的足太陽膀胱經，以此來調理五臟六腑。在中醫學中，脊柱是督脈所在地，總督一身陽氣。「兩手托天理三焦」上托下落，升降開合，使元氣輸布全身，使津液滋潤臟腑，從而產生調整人體陰陽氣血的作用。

第二式　左右開弓似射鵰

本式透過「左右開弓」的動作，達到肝肺二者相互協調、氣機舒暢的生理作用。

其中的「左右開弓」，在中醫理論是「左肝右肺」的意思。就五行屬性而言，肝屬木，主疏洩，肝氣以生發為順；肺屬金，主全身之氣，肺氣以肅降為暢。從肝肺的關係來看，肺金對肝木保持適度的制約，是正常的生理狀態，稱為相剋；如果肝木太甚，對肺金形成反剋，則為病理狀態，表現為肝升太過，肺降不及，稱為相侮。保持肝肺之間正常的相剋關係，對維持人體的健康是必需的。據此，本式功法鍛鍊時，透過馬步或弓步狀態下兩手「射鵰」樣的「左右開弓」，對左（主升之肝氣）、右（主降之肺氣）進行調節，以確保其正常的升降狀態。因此，從理論上來說，本式的主要作用是透過調節肝肺兩臟來調整氣機的升降；從實際效果來看，由於「左右開弓似射鵰」的動作，無形之中有擴胸作用，所以它除了對肝肺兩臟有保健的功用外，對位於胸腔內的各個臟器也都有很好的保健效果。

第三式　調理脾胃須單舉

本式透過兩手上撐下按的動作，達到舒胸展肩、拔長腰脊、調理脾胃氣血陰陽的功能。

中醫學認為，脾胃乃人體「後天之本」，因為脾胃具備重要的消化吸收功能，是人體的能量源頭。如果脾胃的功能發揮正常，各組織器官運作效率良好，就不會發生疾病；由此可看出，注意保養後天脾胃有多麼重要。在形體動作中，要注意遵循動靜結合、剛柔相濟、意氣相隨的原則，訓練者要用心體會，切實掌握，以獲得良好的健身效果。

透過「須單舉」運動，上撐下按，充分牽拉腹腔，可刺激脾胃經絡，達到健脾和胃的作用。足太陰脾經與足陽明胃經循行經過胸、腹部，透過「須單舉」運動導引，疏通經絡，增加其運行功能；透過上撐下按，從而增加脊柱的靈活性和穩定性，在動作的導引下，以肩力帶動兩掌的上舉下按、擴胸展腹、拔長腰脊，可刺激督脈經絡，督脈主髓、通腦，行脊入裡，透過反覆牽拉磨合，疏通肩頸脊柱內經絡，使關節肌肉氣血充實，達到順暢關節，增加肩頸脊柱活動的靈活度和穩定性。

第四式　五勞七傷往後瞧

本式透過「往後瞧」的動作，達到調節臟腑、疏理任督二脈的功能。

中醫理論說七情致病，是臟腑氣機失調、功能活動紊亂而發病。「五勞」是指人的肝勞、心勞、脾勞、肺勞、腎勞五種勞傷。「七傷」是指人的喜、怒、憂、思、悲、恐、驚七種精神情志活動的損傷。

訓練者長期堅持做「往後瞧」動作，可疏通經絡，強化臟腑功能，排除七情干擾，促進氣血循環，維持健康的身心狀態，精神愉悅，精力充沛。

透過「往後瞧」，上肢伸直外旋、扭轉的靜力牽拉作用，可刺激足太陽膀胱經上的五臟和六腑等俞穴。下頦內收，胸腹向前伸展，脊柱微成反弓的活動，可刺激督脈、疏理任脈，使任督二脈在動作導引中不斷受到鬆與緊的交替刺激，從而調和臟腑器官經絡和氣血運行。「腹為陰，背為陽」，任脈循行於人體腹正中線，總任一身之陰經，故有「陰脈之海」之稱，刺激任脈可調節人體陰經氣血。督脈循行於脊柱正中線及頭部正中線，能總督一身之陽經，故有「陽脈之海」之稱，刺激督脈，對全身陽經氣血會產生調節作用。由於任督二脈相對應，所以「往後瞧」的動作導引，可以疏通任督二脈，全身氣機得到發動，從而疏通臟腑經絡，氣血暢流不息，達到情志穩定、心靜淡泊、青春常駐的目的。臟腑經絡得到疏通，氣血得到正常執行，臟腑功能得到強化，身體各部組織得到精氣的滋養，從而保持七情的正常活動，人體得到健康。

第五式　搖頭擺尾去心火

本式透過「搖頭擺尾」的動作，來達到調和人體陰陽、臟腑功能的作用。

「搖頭擺尾去心火」主要透過對脊柱大幅度側屈、環轉及迴旋，使頭頸、腰腹及臀部、腿部等多種肌群參與收縮，既增加頸、腰、髖、下肢的關節靈活度，也增加了肌力。同時，透過搖頭，可刺激大椎（大椎為六陽經的匯總點，位於頸根後，第七頸椎棘突起和第一胸椎棘突起之間），以提升陽氣；擺動尾閭，可刺激脊柱和命門，「腰為腎腑，命門貫脊屬腎」，腎在五行中屬水，心在五行中屬火，以水剋火，只有壯腰強腎才能調理心火，所以刺激脊柱和命門，增加腎陰對人體各臟腑器官滋養和濡潤的作用，進而達到去心火的目的。

在操作方面，本式轉腰的幅度與強度均大大增加：一方面強調動作的輕巧與放鬆，另一方面還含有以腰部運動帶動頸部運動之意。在作用方面，由於大幅度地「搖擺」，加大了對命門與腎臟的按摩作用，能產生養陰滋水的功效。

第六式　兩手攀足固腎腰

本式透過幅度較大的俯仰腰身來進行「兩手攀足」的動作，從而達到健固腰腎、疏通經脈、調理人體氣血、促進生長發育的功效。

本功法以動為主，練習中要求動作自然伸展，舒縮充分，柔和連貫，鬆緊結合，使肌肉、筋脈充分舒張，從而促使經氣活躍，順暢關節，活血化瘀，強筋壯骨。隨著動作流暢展開，要做到意隨形而動，主要集中在動作的部位和過程。練功中的呼吸吐納，要與動作導引相配合，按照「起吸落吐」的規律，採取逆腹式呼吸方法，兩掌緩緩上舉時吸氣，下落時吐氣；兩掌從腋下後插時吸氣，推摩攀足時吐氣，要求意到氣到，氣到力到。要使動作、意念、呼吸協調配合，必須堅持不懈地長期練習，熟練掌握功法技能，才能達到「調身、調心、調息」的目的。

透過「兩手攀足」運動，脊柱大幅度前屈後伸，可刺激人體先天之本——足少陰腎經。首先，此經起於足掌心湧泉，經內踝下方，沿下肢內側後緣上行，貫脊屬腎，絡膀胱。當兩掌沿兩側腰部推按腰、臀、腿、足經脈穴位，對腎、腎上腺、輸尿管有良好的牽拉安撫作用，不但可以疏通眾多的經絡不平之氣，還對相連結的器官內臟產生調節作用，達到「滋腎陰、補腎氣、壯腎陽、理胞宮」的效果。其次，還可刺激脊柱督脈與腹正中線任脈，打通陰陽經氣機，發揮溫補和濡養作用；推摩脊柱上的俞穴、命門、陽關等穴位，有助於調節腎陰，滋助腎陽，生精補髓，可防治生殖泌尿系統方面的慢性疾病。再次，足太陽膀胱經循行於脊椎兩旁，連結腎，與腎相表裡，推摩八髎、委中、承山等穴，能疏通經氣，調和氣血，對潛伏在膀胱經上的疾病，如頭暈、腰背痠痛、股關節伸屈不靈等，都有很好的防治作用。

總之，人到老年，腎的精氣衰減，生理功能和生殖能力隨之減退，形體也逐漸衰老。在病理上，凡生長發育和生殖能力表現異常，都與腎氣虛衰相關，因此，人們必須重視腎氣的盛衰，調養人體先天之本，以求固腎壯腰，延緩衰老。

第七式　攢拳怒目增氣力

本式透過「攢拳怒目」的動作，達到增強氣力的目的。其動作柔和緩慢，圓活連貫，鬆緊結合，動靜相兼，神與形合，氣寓其中。

肝藏血，主疏洩，在體為筋，開竅於目。如《素問．五臟生成》說：「人臥血歸於肝，肝受血而能視，足受血而能步，掌受血而能握，指受血而能攝。」元代醫家朱丹溪《格致餘論》提出：「主閉藏者，腎也，司疏洩者，肝也。」本式中的「怒目瞪眼」，可刺激肝經，使肝血充盈，肝氣升發。「筋為肝所主」，肝在體合筋，指全身筋的活動都依賴肝之陰血的濡養及肝氣之升發，《素問．痺論》說：「筋痺不已，復感於邪，內舍於肝。」透過訓練「攢拳」動作導引，左右衝拳，前後拉動手臂筋脈，有助於改善肝藏血和調節血液流量的功能。同時攢拳，兩腿下蹲、十趾抓地，雙手攢拳、旋腕，手指逐漸強力抓握等動作，可刺激手、足三陰三陽十二經脈的俞穴和督脈「陽脈之海」，從而調暢經脈氣血，使全身肌肉、筋脈受到牽張拉動，達到全身筋肉壯實、氣力增加的效果。

第八式　背後七顛百病消

本式透過「背後七顛」的踮足動作，達到調節臟腑氣血功能和消除百病的目的。

足三陰三陽經在足趾末端交會，相應的臟腑有脾、胃、腎、膀胱、肝、膽。腳趾抓地可以刺激經絡，使氣血暢通，調節相應臟腑的功能。

人體在放鬆情形下，做踮足運動，五臟六腑在胸腹腔中得到有規律地上下震動，使之氣血得以充分的宣導，改善三焦疏通水道，執行水液。如《素問．經脈別論》說：「飲入於胃，遊溢精氣，上輸於脾，脾氣散精，上歸於肺，通調水道，下輸膀胱，水精四布，五經並行。」同時又可輕度刺激下肢及脊柱各關節內外結構，並使全身肌肉得到放鬆復位，有助於解除肌肉緊張。脊柱為督脈存在之所，故可對督脈產生一定的刺激。督脈具有統率、督促全身陽經脈氣的功效，能調整人體的陰陽平衡，故有「總督諸陽」和「陽脈之海」的說法。由此可知，該動作可改善人體各臟腑的氣血執行，促進臟腑的生理功能，調節人體的陰陽平衡，從而達到保健康復的作用。

收勢

把透過練功激盪起來的氣機，進一步整理並收歸丹田，全身鬆靜，氣定神寧，便可結束練功。

上述八節功法，以形帶意，以意領氣，引導全身氣機的開合運動，促進身體形、氣、神的協調統一。

3. 易筋經

易筋經是少林寺眾僧演練的最早功法之一，經過千餘年的實踐證明，確有養生之益，據傳是達摩所創。

練習此功法，可以使人體的神、體、氣三者周密地結合起來，使五臟六腑、十二經脈及全身得到充分的調理，有平衡陰陽、舒筋活絡、增強人體各部生理的功效，從而達到健體、抗疫祛病、抵禦早衰、延年益壽的目的。「易」是變通、改換、脫換之意，「筋」指筋骨、筋膜，「經」則帶有指南、法典之意。

預備式

預備姿勢為兩腳併攏站立，兩手自然垂於體側；下頦微收，百會虛領，脣齒合攏，舌自然平貼於上顎；目視前方。要求全身放鬆，身體中正，呼吸自然，目光內含，心平氣和。

第一式　韋馱獻杵第一勢

這一式由預備勢的靜，開始過渡到動。兩腳分開成自然開立姿勢，以啟動氣機的順暢執行。這時四肢均衡自然，氣血執行流而不滯，利於經脈之氣暢達於四肢。

兩手臂前抬平舉屈肘回收，同時鬆肩虛腋，可以激發人體的手三陽三陰之經氣的流動，使手部氣血通暢。腋下有脾之大

絡 —— 大包。鬆肩虛腋，可以有效地放鬆此穴位，從而對全身之絡脈產生調節作用，有利經氣的流通。

兩掌合於胸前，與膻中同高。中醫認為膻中是人體八會穴之一，為人體之氣會，具有理氣安神的功效。掌合十於胸前，可產生氣定神斂、均衡身體左右氣機的作用。

第二式　韋馱獻杵第二勢（兩臂橫擔）

本式透過對上肢伸展及雙掌的外撐，進一步對手三陰三陽經脈進行疏理。透過擴展胸部，暢通心肺之氣，改善呼吸功能，加強氣血的執行。

中醫認為，心主血脈，心有所主，輸血於脈，血液充盈，血行正常，則面色紅潤光澤，脈象和緩有力，胸部舒暢。因此，此勢對心胸部位的病變，如血流受阻、氣滯血瘀為主導致的心前區憋悶等，具有很好的效果。

肺主氣，司呼吸，《素問．五臟生成》有云：「諸氣者皆屬於肺。」肺不僅呼吸自然界的清氣，同時還主一身之氣，參與宗氣的生成，並調節全身氣機的升降出入；且肺朝百脈，對血液的執行及血液的敷布具有推動作用。因此，舒展擴拉胸部，有利於肺的鍛鍊，從而加強肺的生理功能，有效地緩解胸悶、心悸等症狀。

第三式　韋馱獻杵第三勢（掌托天門）

本式透過下肢接踵和上肢撐舉的動作導引，可調理三焦之氣。「三焦」是中醫的一個術語，其義有二：

一是指六腑之三焦，是分布於胸腹中的一個大腑。因其不與五臟相匹配，又稱「孤腑」，其中空有腔。《類經．藏象類》云：「然於十二臟之中，唯三焦獨大，諸臟無與匹者，故名曰是孤之府也……蓋即臟腑之外，軀體之內，包羅諸臟，一腔之大腑也。」《難經．六十六難》又云：「三焦者，原氣（又稱元氣）之別使也，主通行三氣，經歷於五臟六腑。」三焦通行元氣，執行水液。氣的升降出入，津液的輸布與排泄，都有賴於三焦的通暢。三焦出於腎系，上連於肺，屬於表裡之間。上下之機莫不由三焦升降；表裡之氣莫不由三焦出人。三焦與腠理相同，其執行的元氣與津液向外流入腠理，濡潤肌膚，維持著人體與外界氣體的交換。

此處對三焦的理解應兼而有之，訓練者透過雙手的上撐，前腳掌支撐，力達於四肢，既可以牽引少陽三焦經絡之氣，又對三焦的膜腔進行伸拉，以發動少陽之氣，促進氣血的執行。與此同時，對其相應的臟腑，透過伸拉進行「按摩」，以激發五臟之氣，增強臟腑的功能。

由於人體的上下四肢，分別有手足三陰三陽經分布，軀幹除前後有足三陰三陽經外，上有任督二脈循行，力達於四肢，使經氣執行全身，對人體的十四經及相關的絡脈、經筋、皮部，也可進行良好的調整。

動作當中意想透過「天門」觀注兩掌，使神與形合，全身上下氣機一體。

第四式　摘星換斗勢

本式腰部和手臂的轉動較多，透過陽掌轉換陰掌（掌心向下）的動作與轉腰協調配合，可以使腰部得到充分的鍛鍊。

中醫認為，腰為腎之外府，腎乃先天之本，是儲藏先天之精和先天之氣的地方，對人的生長和生殖發育具有至關重要的作用。本式透過腰部的轉動及形體導引，同時運用意識，神注莊中，目視掌心，意存腰間命門，照顧上下，將發動的真氣收斂，下沉於腰間兩腎及命門，可以激發和振奮陽氣，達到強腰健腎的功效。

本式動作要求轉身以腰帶肩，以肩帶臂，力發命門，引動真氣。古人說：「力發於足，主宰於腰，形於四肢」，又說：「力發始於軸（腰）、根基腳下求、中氣貫周身、內力達於手」。腰部放鬆可使氣血流通，保障全身活動的功能。

第五式　出爪亮翅勢

本式透過伸臂推掌、屈臂收掌等一系列導引動作，以暢通胸肺之氣，增加肺臟功能。中醫認為，肺具有主氣而司呼吸的生理功能。《素問・六節藏象論》云：「肺者，氣之本。」肺主全身之氣，透過肺的呼吸運動，可以引導全身氣機的開合出入。雲門、中府兩穴為肺經之要穴，位於胸部，緊鄰於肺。本式透過推掌展臂，反覆啟閉雲門、中府等穴，以宣暢肺氣，促進外界自然之氣與人體真氣在胸中交會融合，並引導全身氣機的開合出入。此外，中府為中氣所聚，又為肺之募穴，臟氣結聚之處，肺、脾、胃合氣於此穴。因此，透過本式的鍛鍊，也使得內外之氣得以良好的溝通。

本式中出掌和收掌動作的意念活動，要求推掌時先輕如推窗，後如排山；收掌時如海水還潮，其意在透過意識導引，形與神合，引導全身氣機的開合出入。且推掌時自然吐氣，收掌時自然吸氣，其意亦在於此。而出掌時的荷葉掌（五指伸直張開），收掌於雲門時的柳葉掌（五指伸直併攏），都為導引氣機開合的有效方法。

第六式　倒拽九牛尾勢

倒拽九牛尾勢主要透過腿、腰、肩、臂、腕及手指的配合活動，達到內練臟腑、外壯筋骨的目的。透過腕關節、手臂、腰胯的旋轉，以及手指、腳趾和腿部的屈伸用力變化，對手三陰三陽經及足三陰三陽經也能產生刺激作用，以利暢通經絡、調和臟腑，達到行氣血、營陰陽、濡筋骨、利關節的目的。

本式在對腰扭動的同時，還帶動肩胛部活動，充分刺激背部足太陽經脈上的多個臟腑的穴位，以及夾脊等經外奇穴。夾脊是人體背部第一胸椎至第五腰椎棘突下兩側、後正中線旁開 0.5 寸的穴位，左右各 17 穴，共 34 穴。其治療範圍廣泛，上胸部穴位治療心肺疾病；下胸部穴位治療脾胃肝膽疾病；腰部穴位治療腰腹及下肢疾病。此式功法可以有力地刺激夾脊等多個穴位，因而對人體的臟腑具有良好的調節作用。總體來看，其對胸部活動幅度較大，因此還可以有力刺激肺俞、心俞等穴位，對心肺具有良好的鍛鍊作用，防治心肺疾病效果佳。

從藏象學說的角度來說，本勢主要功能在於暢通夾脊、調和臟腑氣機。動作規範導引對腰扭動，帶動肩胛部活動，可充分刺激背部膀胱經脈上的臟腑穴位，及夾脊經外奇穴，對臟腑具有很好的調節作用。四肢上下協調活動，以腰帶肩，以肩帶臂，力貫雙膀，透過旋轉伸拉，胸部較大幅度的活動，對心肺具有良好的調和作用，防治心肺疾病效果很好。

第七式　九鬼拔馬刀勢

本式對身體的扭曲伸展較多，對背部拉抽和扭轉幅度也較大，因而鍛鍊部位較為廣泛，尤其是對脊柱的伸拉鍛鍊。在背部脊柱兩側的足太陽膀胱經上，分布了五臟六腑的背俞穴。背俞穴全部分布於背部足太陽經第一側線上，即後正中線（督脈）旁開 1.5 寸處。各臟腑的背俞穴與相應的臟腑位置大致對應，如肺俞、心俞、肝俞、脾俞、腎俞五個背俞穴所處位置的或上或下，即與相關內臟的所在部位是對應的。如肺在五臟中位置最高，故肺俞在五臟背俞穴中亦位居最高；腎的位置最低，故腎俞的位置也相應最低。背俞穴，乃五臟六腑之精氣輸注於體表的部位，是調節臟腑功能、振奮人體正氣的要穴。

本式透過身體的扭曲、伸展等運動，尤其是透過背俞穴，調節臟腑氣機，引導全身真氣開、合、啟、閉，使五臟六腑的功能活動協調有序，氣機升降和暢。前面出爪亮翅勢著重於氣機的開合出入，本式及下一式（三盤落地勢）則注重氣機的升降。本式功法對脖頸的扭轉及背部的扭伸，還有力地刺激玉枕、夾脊等重要穴位，有助於督脈氣機的通暢。

第八式　三盤落地勢

本式動作對下肢的活動很大，同時要求上肢也相應地予以配合，隨著身體的升降，調整體內氣機的活動。

中醫認為，氣可歸納為升、降、出、入四種基本運動形式。氣機的升降出入，對人體的生命活動至關重要。人體的先天之氣、水谷之氣，以及吸入自然界的清氣，都必須經過升降出入才能散布全身，發揮其生理功能，人體的臟腑、經絡、形體、關竅的生理活動，也必須依靠氣的運動才能完成。《素問·六微旨大論》云：「出入廢則神機化滅，升降息則氣立孤危。故非出入，則無以生長壯老已；非升降，則無以生長化收藏。」可見其對人體生命活動的重要性。此節功法三起三落，逐步加大下蹲力度，使臟腑之氣機調和，升其所升，降其所降，使心肺之氣降，使肝腎之氣升，脾胃之氣樞轉有權，從而產生促使心腎相交、肝肺氣機通達、脾胃升降穩固的作用。

此節功法在動作起落過程中調節體內氣機，撥出濁氣，吸取自然之清氣，完成與自然界的氣體交換，有利於增加人體的生理活動。此節功法充分運用四肢力量，下蹲時兩掌如負重物，起身時如托千斤，有增加內氣之功。中醫認為脾主四肢，透過對四肢的鍛鍊，可以增強脾臟功能。另外，本式動作下蹲時配合口吐「嗨」音，透過音聲導氣，使氣機下潛於丹田。

第九式　青龍探爪勢

本式名稱中的「青龍」，在中華古代的四方神之中，位居東方。中醫認為，肝在五行之中屬木，在方位上合於東方，在色則合於青色，因此本式動作主要是針對肝臟。中醫認為，肝主疏洩而藏血，為剛臟，為將軍之官，有剛勁之性，喜通達舒暢而惡憂鬱。本式功法根據肝臟的生理特點，透過轉身、左右探爪及身體的前屈，可使人體的兩肋交替鬆緊開合。從中醫經絡角度來看，足厥陰肝經分布於脅肋。透過對兩脅肋的鍛鍊，可以產生疏肝理氣、調暢情志的功效。

從肝臟與形體的關係來看，中醫認為肝在體為筋。本式動作中的左右探爪，使人體之筋得到充分的拉伸，有利於對肝經的鍛鍊，增加其生理功能。動作中要求目隨「爪」走，意存「爪」心，是使神注莊中、氣隨莊動、引導肝氣舒展流通。

本式動作中兩手握固，拳輪貼於章門，可以產生借肝氣舒展脾土的功效。章門為肝經之穴，為八會穴之臟會，亦為脾之募穴，為脾之精氣結聚之處。

由於「五臟稟於脾」，脾為後天之本，為精、氣、血、津液化生之源。故本式展轉身軀，左右探爪後，收拳於章門，乃藉助肝氣的疏洩調達而運化脾土，強化脾胃氣血生化之源的生理功能。

第十式　臥虎撲食勢

從中醫經絡學角度來說，虎撲之勢，胸椎、腰椎波浪式的泳動動作，對任督二脈具有很好的伸拉功效。身體的後仰，胸腹的伸展，使任脈得到舒展和調養，也啟動了手足經氣。

虎撲動作猶如中醫按摩的捏脊和抖動療法，對經筋、皮部具有相當大的刺激，對調理任督二脈及手三陰三陽經，暢通氣血具有良好的作用，是鬆解關節、放鬆肌肉的重要方法。再如虎撲，從經絡學說角度分析，人體前面胸腹部主要有任脈、衝脈、陰維、陰蹺及足三陰、手三陰等經脈。中醫認為「任脈為陰脈之海」，統領全身陰經之氣。透過本勢，兩手「虎爪」十指伸展下按著地，同時身體後仰、伸展胸腹的姿勢，可使任脈得以疏伸及調養，同時可以調和手足三陰及陰維、陰蹺之氣。可見，本勢功法具有刺激任脈，暢通氣血，進而調理全身陰經之氣，提高內力，同時增加外部腰腿肌肉力量和柔韌性，產生強健腰腿的作用。

從臟腑的角度來說，此勢功法既有弓腰背，又有伸胸腹的動作，因而對五臟六腑都具有良好的按摩作用，具有從整體調整臟腑功能的特點。且本式的「撲食」動作，要求以「虎爪」著地，順勢逐步彎腰、挺胸、抬頭、瞪目，以展現虎之神威，以激發肝氣的暢達，透過肝氣疏洩全身氣機。本式功法對腰部鍛鍊強度很大，具有強健腰腎的功效，同時能改善腰腿肌肉活動功能，產生強壯腰腿的作用。

第十一式　打躬勢

本勢主旨在於柔脊固腎。中醫認為，脊柱是督脈升陽通道。腰為腎之府，脊為腎之路。功法導引具有很強的針對性，對脊柱有很好的鍛鍊作用。

本式動作以體前屈和後展動作為主。體前屈時，脊柱自頸向前拔伸捲曲如勾；後展時，從尾椎向上逐節伸展。因此，本節功法對脊柱具有很好的鍛鍊作用。中醫認為，脊柱是督脈的主要循行路線。督脈起於胞中，下出會陰，經尾閭沿脊柱上行，至頸後風池進入腦內，沿頭部正中線，經頭頂、前額、鼻至齦交止。督脈總督一身陽經之氣，對全身陽經的氣血產生調節作用，故稱之為「陽脈之海」。本式功法具有很強的針對性，立足於對脊柱的鍛鍊，而達到疏通督脈的作用，脊柱督脈通達，可強腰固腎，使全身經氣發動，陽氣充足，精力充沛，從而達到強身健體的良好功效。

此節功法俯腰、體前屈的動作，還可有力地拉伸足太陽經脈，有利於疏通背部及下肢的經氣，對各種臟腑疾病和下肢疾患，有一定的防治作用。

此節的俯身運動，對腹部具有良好的擠壓按摩作用，可增加脾胃功能，防治消化系統疾病。此節還強化腰部的鍛鍊，可產生強壯腰肌、固腎強精的功效。其「鳴天鼓」的動作，對腦後頸部穴位進行刺激，具有醒腦、聰耳、消除大腦疲勞的功效。

第十二式　掉尾勢

本式功法著重於腰部命門及尾閭的鍛鍊，將前面各勢運動展開的全身氣機收歸丹田。本式動作透過軀體前屈彎腰，以命門向小腹內丹田擠壓，引氣歸丹田；透過抬頭、掉尾的左右擺動，調整任督二脈；目視尾閭，頭尾相應，導引全身氣機歸於丹田，產生固本培元的作用。因任督二脈之氣充足，全身之氣也因之而充盈流暢，使練功後全身舒泰。

收勢

收勢的目的在於把透過練功激盪起來的氣機，進一步整理，並收歸丹田。收勢動作舒緩，透過上肢的上抱下引動作，使氣回歸於小腹丹田內。第一、第二次雙手捧氣導引下行至腹部後，以意念繼續引導下行，經腳心湧泉入地，其目的在平衡全身氣機。最後一次捧氣導引下行，則意念隨雙手下引至腹部丹田，在此意守片刻，使氣歸丹田，全身鬆靜，氣定神寧，便可結束練功。

溫馨提示：市場上教導「太極拳」、「八段錦」、「易筋經」的影片很多，每個老師示範的動作稍有差別，但基本動作和功效如上述，讀者朋友可選擇學習運動養生，貴在持之以恆。

(三十) 時令養生：按照春夏秋冬四時節令的變化，採用相應的養生方法

我們共同生活在自然界中，大自然的陽光、空氣、水、溫度、磁場、引力等，構成了人類賴以生存、繁衍的最佳環境，正如《素問．寶命全形論》說：「人以天地之氣生，四時之法成。」同時，自然環境的變化，又可直接或間接地影響人體的生命活動。故《靈樞．邪客》說：「此人與天地相應者也。」

一年之中自然界氣候變化的規律是春溫、夏熱、秋涼、冬寒。自然界的生物在這種規律性氣候變化的影響下，出現春生、夏長、秋收、冬藏等相應的適應性變化，而人體生理也隨季節氣候的規律性變化，出現相應的適應性調節。但是如果氣候變化過於劇烈或急驟，超越人體的適應能力，或身體的調節功能失常，無法對自然環境的變化做出適應性調節時，就會導致疾病的發生。

綜上所述，氣候變化影響著人體的生理、心理和病理變化，故在養生防病中，要順應四時氣候變化的規律，「法於四時」、「四氣調神」「春夏養陽，秋冬養陰」，與自然環境保持協調統一，使精神內守，形體強壯。在氣候變化劇烈或急驟時，要「虛邪賊風，避之有時」，防止病邪侵犯人體而發病。

1. 春季養生

(1) 飲食：要根據個人體質進行選擇，普通健康人群不主張大量進補。身體特別虛弱的人，可以在醫生辨別體質情況下，指導膳補。對健康人群而言，春季飲食要注意清淡，不要過度食用乾燥、辛辣的食物。同時，因為此時陽氣上升，容易傷陰，因此要特別注重養陰，可以多選用百合、山藥、蓮子、枸杞子等食物。「吃什麼補什麼」，現代研究認為，一些動物器官與人體器官在結構功能、物質構成上大致相同，所以當我們食用後，能被人體相應器官利用，增強器官功能。因此肝氣虛的朋友，可以適量吃豬肝、雞肝、鵝肝、鴨肝，但一定要飲食衛生。

(2) 起居：春天的三個月，是自然界萬物復甦，各種生物欣欣向榮的季節。人們也要順應自然界的規律，晚睡早起，起床後要全身放鬆，在庭院中悠閒地散步，以舒暢情志。人們從冬季已習慣「早睡晚起」，過渡到春季的「晚睡早起」，要有一個逐漸適應的過程，不要太急於轉變，要順應自然界晝夜時間變化而逐步轉變睡眠習慣。

(3) 鍛鍊：春季的運動養生保健是恢復身體「元氣」的最佳時節。由於寒冷的冬季，限制人們的運動鍛鍊，使身體的體溫調節中樞和內臟器官的功能，都有不同程度的減弱，特別是全身的肌肉和韌帶，更需要鍛鍊，以增加其運動功能。春季人們應該進行適當運動，如散步、慢跑、體操、太極拳等，保持體內的生機，增加免疫力與抗病能力。

不過，春天氣候溫差大、風大，要注意防風禦寒，因此在遇到強風時，要適當減少外出鍛鍊，防因鍛鍊不慎致病。

(4) 情志：中醫理論認為肝屬木，與春季相應，生理特性為「喜條達而惡憂鬱」，故有「大怒傷肝」之說。肝的生理特點是喜歡舒展、通暢的情緒，而不喜歡憂鬱、煩悶。春季情志保健重點是保持心情舒暢，努力做到不著急、不生氣、不發怒，以保障肝的舒暢通達。

春季養生，情緒要樂觀，不宜憂鬱或發怒，不要過度勞累，以免加重肝臟負擔。有肝臟疾患的人，要心寬、心靜。在繁忙浮躁和充滿誘惑的塵世紛擾下，要「恬然不動其心」，就能保持身體內環境的穩定，防止心理疾病的發生。

(5) 春季養生禁忌：①忌春捂不當。②不要太早穿單層鞋。③霧天不宜鍛鍊。④忌上火就用清熱解毒藥物。⑤忌吃得太酸、太辣。⑥忌門窗緊閉。

2. 夏季養生

(1) 飲食：飲食以清補為主。唐朝孫思邈提倡人們「常宜輕清甜淡之物，大小麥曲，粳米等為佳。」他又說：「善養性者……常須少食肉，多食飯。」在強調飲食清補的同時，告誡人們食勿過鹹、過甜，盡量少吃大魚大肉或油膩、辛辣的食物。夏季養生應注意減酸增苦，調理脾胃，不可貪涼。含苦味的菜可下火，增進食慾，如苦瓜、苦菊、山苦蕒（苦菜）、生菜等。寒冷食物會讓胃黏膜快速收縮，甚至導致胃腸痙攣，引發疼痛、腹脹、腹瀉，傷脾傷胃。應多喝綠豆粥、百合粥、小米粥，多食蔬菜、水果，補充維生素與人體所需的礦物質，提升身體的抗病能力，既能保健又能食療，達到祛暑、降溫、解表的作用。

(2) 起居情志：做好精神調養。應按時休息，順應這個時節晝長夜短的特點，晚睡早起，養成午休的習慣，使精神保持輕鬆、愉快的狀態。因為此時氣候開始炎熱，是消耗體力較多的季節，午休可助祛除疲勞，有利於健康。且「暑易入心」，要有意識地保持神清氣和、心情愉快的狀態，忌大悲大喜、惱怒憂鬱，以免傷身傷神。隨時為自己營造愉悅的心境，這樣可使氣血通暢，振奮精神。

(3) 及時為身體補水：夏季高溫悶熱，人體易出汗，多喝水既補充水分，也產生一定的排毒作用。在避開太陽直曬、做好防曬工作的情況下，適當地接受陽光照射，以順應陽氣的充盛。勤換衣衫、勤洗澡，可使皮膚疏鬆，身心也得到適當放鬆，以「洩」過盛陽熱。但要注意的是，在出汗時不要立即洗澡。「汗出不見溼」，若「汗出見溼，乃生痤痱」。

夏季養生，除做到以上幾點，還應注意增強體質，避免季節性疾病和傳染病的發生，如中暑、流行性腮腺炎、水痘等疾病。當人體大量出汗後，不要立刻喝過量的白開水或糖水，可喝點果汁或糖鹽水，以防止血鉀過度降低。

3. 秋季養生

(1) 飲食：秋季膳食要以滋陰潤肺為基本原則。年老胃弱者，可採用晨起食粥法以益胃生津，如百合蓮子粥、銀耳冰糖糯米粥、杏仁川貝糯米粥、黑芝麻粥等。此外，還應多吃酸味蔬果，少吃辛辣、刺激的食品，這對護肝益肺是大有好處的。

立秋之後應盡量少吃寒涼食物或生食大量瓜果，尤其是脾胃虛寒者更應謹慎。夏秋之交，調理脾胃應側重於清熱健脾，少食多餐，多吃易消化的食物。少吃辛辣刺激、油膩類食物。秋季調理一定要注意清瀉胃中之火，使體內的溼熱之邪從小便排出，待胃火退後再進補。

(2) 起居：宜早睡早起。早睡以順應陰精的收藏，早起以舒達陽氣。近代研究顯示，秋天適當早起，可減少血栓形成的機會；起床前適當多躺幾分鐘，舒展活動全身，對預防血栓形成也有重要意義。

(3) 鍛鍊：秋天氣候漸冷，衣服不可一下增加太多，有意讓身體凍一凍，經受一些寒涼之氣的鍛鍊，這也是增加身體對冬季寒冷氣候適應能力的重要方法。金秋時節天高氣爽，是運動鍛鍊的好時期，尤其應重視耐寒鍛鍊，如早操、慢跑、冷水浴等，以提升對疾病的抵抗力，但要避免劇烈運動。

(4) 預防：

1）預防秋乏：俗語說得好：「春困秋乏」。秋乏，是補償夏季人體超常消耗的保護性反應，常表現為倦怠、乏力、精神不振等。防秋乏的最好方法，就是適當地進行體育鍛鍊，但要注意循序漸進；保持充足的睡眠，亦可防秋乏。

2）預防秋燥：秋天雨水較少，天氣乾爽，人體容易虛火上延，出現「秋燥」，中醫認為，燥易傷肺，秋氣與人體的肺臟相通，肺氣太強，容易導致身體的津液不足，出現如津虧液少的「乾燥症」，比如皮膚乾燥，多有咳嗽。防秋燥，重在飲食調理，適當地選食一些能潤肺清燥、養陰生津的食物，例如酸豆、西番蓮、梨、甘蔗、荸薺、百合、銀耳等。

3）預防感冒：秋季感冒增加，預防感冒，首先要根據氣溫變化適當增減衣服，尤其是老年人更要注意；其次，室內的冷氣溫度不要太低，一般在27℃ ±1℃最好。秋季是疾病的好發期，遇到疾病一定要及時就醫，以免耽誤病情。

(5) 適時進補：中醫治療原則是虛者補之，虛證患者不宜擅用補藥。

虛證又有陰虛、陽虛、氣虛、血虛之分；對症服藥能補益身體，否則適得其反。還要注意進補適量，忌以藥代食，提倡食補。秋季食補以滋陰潤燥為主，例如烏雞、豬肺、龜肉、燕窩、銀耳、蜂蜜、芝麻、核桃、藕、秋梨等。這些食物與中藥配伍，則功效更佳。

(6) 注意養陰：秋季天氣乾燥，秋季養生要注意養陰。秋天養陰，一是要多喝水，以補充夏季丟失的水分。二是要多接地氣，多走進大自然的懷抱，漫步田野、公園，這都有助於養陰。三是要避免大汗淋漓。汗出過多會損人體之「陰」，因此，秋季鍛鍊要適度。

4. 冬季養生

(1) 飲食：

1) 原則：冬季飲食應遵循「秋冬養陰」、「養腎防寒」、「無擾乎陽」的原則，飲食以滋陰潛陽、增加熱量為主。

2) 養腎為先：寒氣內應腎。腎是人體生命的原動力，是人體的「先天之本」。冬季，人體陽氣內斂，人體的生理活動也有所收斂。此時，腎既要為維持冬季熱量支出做準備，又要為來年儲存一定的能量，所以此時養腎至關重要。飲食上要時刻關注腎的調養，注意熱量的補充，多吃些動物性食品和豆類，補充維生素和礦物質。如羊肉、鵝肉、鴨肉、大豆、核桃、栗子、木耳、芝麻、番薯、蘿蔔等，均是冬季適宜的食物。

3) 溫食忌硬：黏硬、生冷的食物多屬陰，冬季吃這類食物易損傷脾胃。而食物過熱易損傷食道，進入腸胃後，又容易引起體內積熱而致病；食物過寒，容易刺激脾胃血管，使血流不暢，故影響其他臟腑的血液循環，有損人體健康，因此，冬季飲食宜溫熱鬆軟。

4) 增苦少鹹：冬天腎的功能偏旺，如果再多吃一些鹹味食品，腎氣會更旺，從而大大傷害心臟，使心臟力量減弱，影響人體健康。因此，在冬天，要少食用鹹味食品，以防腎水過旺；多吃些苦味食物，以補益心臟。增強腎臟功能，常用食物有檳榔、橘子、豬肝、羊肝、大頭菜、萵苣、醋、茶等。

(2) 起居：

1) 睡眠調節：冬季作息時間應「早睡晚起」，起床的時間最好在太陽出來之後。因為早睡可以保養人體陽氣，維持溫熱的身體，而晚起可養人體陰氣。待日出再起床，就能躲避嚴寒，求其溫暖。睡覺時不要因暖和而蓋頭睡。被窩裡的空氣不流通，氧氣會越來越少，時間一久，空氣變得渾濁不堪。人在這樣的環境中睡覺，會感到胸悶、噁心，或從睡夢中驚醒、出虛汗，第二天會感到疲勞。

2) 冬保三暖：①頭暖。頭部暴露受寒冷刺激，血管會收縮，頭部肌肉會緊張，易引起頭痛、感冒，甚至會造成胃腸不適等。②背暖。寒冷的刺激可透過背部的穴位影響區域性肌肉或傳入內臟，危害健康。除了引起腰痠背痛外，背部受涼還會透過頸椎、腰椎影響上下肢肌肉及關節、內臟，引發各種不適。③腳暖。一旦腳部受寒，會反射性地引起上呼吸道黏膜內的微血管收縮，纖毛擺動減慢，抵抗力下降。後果是病毒、細菌乘虛而入，大量繁殖，使人感冒。

(3) 情志：保持心情寧靜，無怒無喜，無悲無憂，偶爾有些想法，也建議沉澱在心裡，待開春再實現。

(4) 運動鍛鍊：冬天，因為氣候寒冷，許多人不願意參加體育運動。但「冬天動一動，少生一場病；冬天懶一懶，多喝藥一碗。」「冬練三九，夏練三伏；冬天增力，夏天增氣」，這些都說明，冬季堅持運動鍛鍊，非常有益於身體健康。

耐寒鍛鍊有益於人體，對人體的循環、呼吸、消化、運動、內分泌系統都有幫助，從而能減少冠心病、腦血管意外、感冒、咳嗽、關節炎、肥胖等疾病的發生。對年輕人來說，耐寒還可以鍛鍊人的堅強意志和頑強精神，尤應提倡。

人的耐寒能力雖然有一定限度，體質不同的人對寒冷刺激的反應也有差別，但透過鍛鍊，可以提升身體對寒冷的耐受性，這一點是可以肯定的。如何邁開耐寒鍛鍊的第一步？這個問題等寒冷到來後再思索就太慢了。因為氣溫的變化逐漸由高到低，人們的鍛鍊也必須採取逐步使身體適應寒冷的方法。如果一個人能堅持從熱天到冷天，每天清晨不間斷地到野外走走，深沉地呼吸一下室外的新鮮空氣，那他的耐寒能力也會逐漸提升。如果再隨著氣溫降低，加上活動量逐步升級成其他形式的運動，如跑步、打球、登山等，人們就會「雖在冷處不覺冷」了。古人總結出的「秋凍」方法，實質上是對身體耐寒能力適應性的鍛鍊。

運動前不要忘記做暖身運動。因為在寒冷條件下，人體肌肉僵硬，關節的靈活度差，易發生肌肉拉傷或關節挫傷。運動強度要安排得當，尤其是跑步的速度，要由慢到快地逐漸增加，運動量的大小要因人而異，循序漸進，尤其是年老體弱多病者、青少年和兒童，運動強度一定不要太大。運動時最好不要用口呼吸，要用鼻子。因為經過鼻子過濾後的冷空氣，既清潔、溼潤，又不會太冷，這樣對呼吸系統能產生良好的保護作用。

（三十一）經穴養生：根據中醫經絡理論，按照中醫經絡和腧穴的功效主治，採取針、灸、推拿、按摩、運動等方式，達到疏通經絡、調和陰陽的養生方法

經絡是經脈和絡脈的總稱。經絡是執行全身氣血，連結臟腑形體關竅，溝通上下內外，感應傳導訊息的通路系統，是人體結構的重要組成部分。

經絡是人體的天然藥庫，其中經脈包括十二經脈、奇經八脈、十二經別，我們透過採用針、灸、推拿、按摩、運動等方式作用於腧穴，用於防病、治病。

十二經脈透過手足陰陽表裡經的連結而逐經相傳，構成一

個周而復始、如環無端的傳注系統。氣血通過經脈，即可內至臟腑，外達肌表，營運全身。其流注次序是：從手太陰肺經開始，依次傳至手陽明大腸經、足陽明胃經、足太陰脾經、手少陰心經、手太陽小腸經、足太陽膀胱經、足少陰腎經、手厥陰心包經、手少陽三焦經、足少陽膽經、足厥陰肝經，再回到手太陰肺經。其走向和交接規律是：手之三陰經從胸走手，在手指末端交手三陽經；手之三陽經從手走頭，在頭面部交足三陽經；足之三陽經從頭走足，在足趾末端交足三陰經；足之三陰經從足走腹，在胸腹腔交手三陰經。十二經脈在體表的循行分布規律是：十二經脈在體表左右對稱地分布於頭面、軀幹和四肢，縱貫全身。凡屬六臟（心、肝、脾、肺、腎和心包）的陰經，分布於四肢的內側和胸腹部，其中分布於上肢內側的為手三陰經，分布於下肢內側的為足三陰經。凡屬六腑（膽、胃、大腸、小腸、膀胱和三焦）的陽經，多循行於四肢外側、頭面和腰背部，其中分布於上肢外側的為手三陽經，分布於下肢外側的為足三陽經。手足三陽經的排列順序是：「陽明」在前，「少陽」居中，「太陽」在後；手足三陰經的排列順序是：「太陰」在前，「厥陰」在中，「少陰」在後（內踝上8寸以下為「厥陰」在前，「太陰」在中，「少陰」在後）。

十二經脈的名稱是由手足、陰陽、臟腑三部分組成。其中：手三陰經包括手太陰肺經、手少陰心經、手厥陰心包經；手三陽經包括手陽明大腸經、手太陽小腸經、手少陽三焦經；足三陽經包括足陽明胃經、足太陽膀胱經、足少陽膽經；足三陰經包括足太陰脾經、足少陰腎經、足厥陰肝經。

十二經脈具有執行氣血、連結臟腑內外、溝通上下等功能，無論感受外邪或臟腑功能失調，都會引起經絡的病變。因此，了解十二經脈的循行、功能和發病情況，對防病治病均有重大的意義。

1. 手太陰肺經

(1) 中醫的「肺」：

1) 肺主皮毛：就是皮膚毛孔的疾病是肺在管。例如盜汗、發熱、自汗等。

2) 肺開口在鼻：例如鼻淵，西醫命名為鼻炎，在臨床治療時的一個重要原則，是鼻病除了在鼻部治療，更重要的是治肺。

3) 肺與大腸相表裡：消化不良而咳嗽的小孩往往伴有腹脹，這時候揉揉肚子，腹氣一通，咳嗽往往得到緩解。

3 ～ 5 點是肺經的當令時間。經常在凌晨 3 ～ 5 點醒，5 點後才能再入睡的人，是肺經不暢的表現。

肺主憂主悲。肺氣虛弱的人往往容易產生悲傷的情緒，《紅樓夢》的林黛玉就是其中的代表。

(2) 肺經養生要穴：

1) 中氣不足，就找中府：

中府：在胸部，平第一肋間隙，前正中線旁開 6 寸（先找到位於鎖骨下窩的雲門，從雲門直下 1 寸就是中府）。中府是肺經的募穴，是肺臟氣血直接輸注的地方，最能反映肺的情況，所以它是診斷和治療肺病的重要穴位之一，經常用來治療咳嗽、氣喘、胸痛等疾病。

2）肩背痛，找雲門：

雲門：在胸前壁的外上方，鎖骨下窩凹陷處，距前正中線 6 寸處。（站立在鏡子前，露出鎖骨，雙手一起叉腰，肘關節向前微傾，會看到兩側鎖骨下各出現一個凹陷，這個凹陷的中心點就是雲門）。

當感到氣不夠用，憋氣、呼吸困難時，不妨多按摩這個穴位。特別是當出現咳嗽、哮喘、胸痛、胸悶等症狀時，多刺激雲門。另外，對於肩背疼痛，甚至五十肩等疾病，雲門都具有很好的緩解和治療作用。

3）對摩魚際，是預防感冒的良方：

魚際：在手外側，第一掌骨中點橈側赤白肉際處。（手臂拇指側稱為橈側，手掌和手背交界處有一條線叫赤白肉際，兩邊的顏色是不一樣的。先找到橈側的赤白肉際，魚際就在拇指根部到手掌根部這一段赤白肉際的中點上。）

對摩雙側魚際可激發肺經的經氣來預防感冒。一般搓到覺得頭或者身體有微微出汗的感覺就可以了，它可以改善易感冒、易疲勞、咽痛、打噴嚏、流清涕、咳嗽等感冒初期症狀。

4) 列缺是頭項痠痛的特效藥：

列缺：在橈骨莖突上方，腕橫紋上 1.5 寸處的凹陷中。(列缺的取法稱為「叉手尋列缺」，兩手的虎口自然平直交叉，一手食指壓在另一手的橈骨莖突上，食指指尖下的凹陷，就是列缺)。

列缺除了治療頭部和脖子的疼痛、痠麻脹痛以外，還有排毒和美容的功效。治療痤瘡、黃褐斑等皮膚疾病，每晚睡前輕輕敲打足三里和列缺兩穴。

2. 手陽明大腸經

(1) 中醫的「大腸」：凌晨 5 ～ 7 點是卯時，該大腸活躍了，古語形容這個時候是「天門開」。在中醫裡，認為大腸與肺互為表裡，大腸為表，肺為裡。肺將充足新鮮的血液布滿全身，緊接著促進大腸經進入興奮狀態，完成吸收食物中的水分與營養、排出糟粕的過程。

1) 大腸主津，傳導糟粕：《聖濟總錄》指出：「蓋大腸者，傳導之官，變化出焉」。什麼叫傳導之官？好比一件物品，從這裡傳到那邊的意思，大腸的部位，在小腸的底下，小腸泌別出的糟粕，都要大腸傳匯出去。由此可見，大腸的最終作用是傳導，傳導我們食物消化出來的糟粕。

大腸主津，是因為大腸具有傳導的功能，小腸下移的糟粕，是水與殘渣的混合物，是不成形的，而大腸在傳導這些糟粕時，會將多餘的水分吸收掉，於是便形成了成形的糞便，經由肛門排出體外。由於大腸參與了體內水液代謝的功能，所以稱為「大腸主津」。若大腸傳導糟粕功能異常，會出現嘔吐、腹痛、腹脹、洩瀉或便祕等症狀。

2) 助肺排毒養顏：

肺經與大腸經相表裡，也就是說，肺經主內，而大腸經主外，所以肺經好比在家的妻子，而大腸經則是在外的丈夫。因此，妻子內務也可以由丈夫代勞，而丈夫的外務也可以由妻子承擔。因此，如果大腸出現不適時，可通調理肺經來得以改善。而肺經出現問題，也可以透過調理大腸經得到解決。疏通大腸經而能夠有效地防治皮膚疾病，改善皮膚狀況，因為大腸主津，人體只有津液充足，皮膚才會有光澤。一個長期便祕的人，皮膚一定比別人衰老得快。所以讓大腸經保持通暢，全身津液運轉正常，身體的毒素能及時排泄，就能產生養顏護膚的作用。

(2) 大腸經養生要穴：

1) 合谷，急救止痛有奇效：

合谷：在手背，第一、第二掌骨間，第二掌骨橈側的中點處。(將一隻手的拇指橫紋搭在另一隻手的虎口上，屈拇指時，拇指指端下即是合谷。)

在針灸的「四總穴歌」中，有「面口合谷收」的說法。也就是說，合谷最主要的作用，就是用於治療所有臉部、口齒部的病症。

按合谷可解牙疼燃眉之急。在沒有其他疾病的情況下，可以稍微加重按壓力度，這樣會產生很好的鎮痛作用。

2) 不聞香臭，迎香可助：

迎香：在臉部，鼻翼外緣中點，鼻脣溝中（首先找到鼻翼最寬處的兩邊，鼻翼最寬處有一個溝，笑的時候，溝最為明顯，所以要找這個穴位時，先笑一下，會比較好找）。

「不聞香臭從何治，迎香兩穴可堪攻。」迎香可以治療一切和嗅覺相關的疾病。

有鼻炎的人，一定要改掉用手指摳鼻子的習慣，同時記得每天用冷水洗臉。用冷水洗完臉、擦乾後，再用雙手搓揉迎香，這樣堅持 3 ～ 6 個月，過敏性鼻炎一般都不會再發作了。

點按方法：用雙手大魚際上下搓迎香，搓熱為止。

迎香屬手陽明大腸經，以手指按壓該穴，可刺激大腸，使大便暢通，潤滑易行。所以大便的時候按揉迎香，還會產生很好的通便效果。

3) 曲池是降血壓藥，也是皮膚藥膏：

曲池：在肘的外側，肱骨外上髁與肘窩的尺澤連線的中點上（屈肘成直角，肘部橫紋的盡頭，就是曲池）。

《針灸大全．馬丹陽天星十二穴並治雜病歌》中曾經說過，三里內庭穴，曲池合谷接。曲池和合谷作為配穴，有很好的降血壓作用，除了降血壓，還可以治什麼呢？治療皮膚病，如蕁麻疹、過敏性皮膚炎、溼疹，都可產生一定的輔助治療作用。

點按方法：以指腹點按，每側各 3 分鐘，每日 2 次。

3. 足陽明胃經

(1) 中醫的「胃」：

1) 胃為太倉，水谷之海：提到胃，中醫常用「太倉」來比較，什麼是太倉呢？古人的解釋是：「三皇五帝之廚府也」。用現在的話來說，就是國家的糧食儲備倉庫。糧食充足是國家穩定的基礎，因此保護好糧倉，對國家是很重要的。而胃是身體儲存糧食的倉庫，因此把胃維護好，對維持身體健康也是非常重要的。

2) 胃主受納，腐熟水谷：中醫認為胃主要的功能是受納和腐熟水谷。受納是接受、承納的意思，就是我們吃的食物，要經胃加工成可以消化的物質。腐熟水谷同樣也是加工的作用，把我們吃進的食物進一步消化，有利於腸道進一步吸收，這個就是腐熟水谷的作用。胃的這個作用與脾的運化功能相結合，才能使吃進去的食物轉化為精微的營養物質，以化生氣血津液，供養全身。《素問．玉機真藏論》說：「五臟者，皆稟氣於胃。胃者，五臟之本也。」說明胃氣的盛衰，直接關係到人體的生命活動。無論養生還是治病，保護胃氣都是非常重要的原則。

3) 胃主通降，以降為和：從氣機升降的角度來說，胃主通降，以降為和。也就是胃氣一定要往下降才可以。如果我們吃的東西可以很順暢地下去，那就什麼問題都沒有，人就會很舒服；假如吃一點東西就打嗝，就反胃，那就是胃的通降功能出現障礙的表現。所以我們說胃是主通降的，如果胃氣不往下降，就會影響食慾，出現口臭、腹脹等症狀，甚至會影響睡眠，導致失眠，即「胃不和則臥不安」。如果胃氣向上逆行，就會出現噁心、嘔吐等「不降反逆」的症狀。

(2) 胃經養生要穴：

1) 天樞可雙向調節：

天樞：位於腹部，在肚臍左右各 2 寸的位置上。(從肚臍的中點，向旁邊側開兩個拇指的寬度，就是天樞。)

天樞對排便功能具有雙向的調節作用。它既能治療腹瀉，又能治療便祕。

2) 豐隆，降脂化痰第一穴：

豐隆：位於外膝與外踝尖連線的中點，脛骨前緣外開 2 寸處。(從腿的外側找到膝眼和外踝這兩點連成一條線，取這條線的中點，在脛骨前緣外側大約兩指寬，和剛才那個中點平齊的地方，就是豐隆。)

豐隆是化痰溼的要穴，在《扁鵲神應針灸玉龍經》中有「痰多須向豐隆防」，豐隆被古今醫學家公認為治痰之要穴，其作用可匹敵湯藥「二陳湯」。

中醫認為，多餘的血脂也是痰溼的一種，屬於無形之痰。而現代研究證明，豐隆具有降血脂的作用。因此高血脂的患者可利用豐隆來幫助調節血脂。

3) 四白，養顏美容治近視：

四白：在臉部，眶下孔處。(把中指和食指併攏，按壓在鼻翼上緣的兩側，食指下的凹陷，就是四白)。

四白是與眼睛相關的穴位，不但可以用來治療眼袋、黑眼圈、改善眼部疲勞，還可用於預防和治療近視。

除此之外，四白還是一個美容的穴位。因為臉部的氣血主要是靠胃經供給，經常點按四白，讓胃經的氣血源源不斷地輸注到臉上，黑眼圈和臉色不好的問題都會慢慢得到解決。

點按方法：一是手指輕揉，二是用四個手指的指肚敲打。每次 3 分鐘，每日 2 次。

4. 足太陰脾經

(1) 中醫的「脾」：

1) 運化：脾的運化功能正常，表現為臉色紅潤、精力充沛、肌肉豐滿、強勁有力、脈搏充盈。如果脾的「運化」功能減退，會出現以下兩類症狀：一是對食物的消化功能減退，表現為沒有飢餓感、食慾減退、食量減少、食後脘腹脹滿，尤其在勞累後，腹脹明顯加重。消化功能減退，必然使營養吸收減少，其結果是面色萎黃，肌肉消瘦，全身無力，舌色淡白，脈搏無力。其次，脾對水液的「運化」功能減退，可見大便稀薄不成形，勞累後下肢浮腫，入睡後口角流涎，舌胖大，舌邊有齒痕等。

2) 升清：「升」就是向上輸送之意，「清」是指體內的營養物質。脾的升清功能主要展現在兩方面：一是把營養源源不斷地輸送到頭部，保持頭部各組織器官正常的生理活動。升清功能正常的人，表現為精神振作，思維敏捷，耳聰目明，不易疲勞。升清功能減退，頭部供養不足，就會出現精神疲倦，腦力不濟，工作效率下降，注意力不集中，頭暈目眩，或飯後睏倦欲睡，或一過性兩耳如塞，或入睡後兩目閉合不全等。二是清氣有「托舉」臟腑組織的功能。人體的臟腑及其他組織器官之所以能維繫在體內相對固定的位置，與脾的升清功能有關。當這個功能減退，會出現「清氣下陷」的症狀，如內臟下垂、脫肛、子宮脫垂等。「清氣下陷」還會出現一些特殊的症狀，如飯後就想大便，喝冷飲或稍食油膩即洩瀉，疲勞時尿液渾濁等，說明「清氣下陷」使部分營養物質經由大小便流失。

3) 統血：脾的第三個功能是「統血」。「統血」是指脾能使血液穩定地在血管內流動而不溢於脈外，這是脾的「控制、固攝」功能。當脾的統血功能減退，就容易發生出血，如皮下出血而見青紫瘀斑點，或消化道出血而見嘔血（咖啡色嘔吐物）、便血（柏油樣大便），或婦女月經過多或淋漓不盡。

綜上所述，當脾的三大功能減退，出現上述各類症狀，均可診斷為「脾虛」。但每個人的表現都會有不同的側重點。

輕度脾虛可透過飲食調養糾正，宜常吃大棗、山藥、白扁豆、薏仁、糯米粥、小米粥、牛肉汁、蜂王漿、麥芽糖等健脾食品。

此外，平時飲食宜定時定量，不要暴飲暴食或長時間處於飢餓狀態，應確保充足的睡眠，每天進行一定量的運動，一般以翌日沒有疲勞感為宜。

(2) 脾經養生要穴：

1) 隱白可止血：

隱白：足拇指內側指甲角旁約 0.5 寸。（在足拇指的內側，從趾甲角向後大約一個韭菜葉寬的位置，就是隱白。）

用艾灸來灸隱白，可以治療崩漏。

2) 婦科就找三陰交：

三陰交：位於小腿內側，內踝高點上 3 寸，脛骨內側面的後緣。（先找到足內側踝關節的最高點，從這裡向上量四橫指的寬度，脛骨後緣的凹陷中，就是三陰交。）

三陰交可以統調足三陰經，因此經常按摩這個穴位，可以防治月經不調、痛經、白帶、崩漏、盆腔炎、腹痛、腹瀉、消化不良、神經衰弱等一系列疾病，是婦科病的「靈丹妙藥」，有人就把它稱為「女三里」。

3）血海，調血脈、止搔癢：

血海：在股前區，髕底內側端上 2 寸，股內側肌隆起處。

血海是生血和活血化瘀的要穴，可治療一切血病，婦科病。

午餐前按摩血海，有利於祛除臉上的雀斑。每天上午 9～11 點是脾經執行的時候，脾經經氣正旺，人體陽氣處上升趨勢，每天堅持點揉兩側血海 3 分鐘，以穴位痠脹感為度，手法以輕柔為主。

5. 手少陰心經

（1）中醫的「心」：

1）心主血脈：血在脈中循行，血之循行，在脈中流行不止，環周不休，把血液輸布全身內外，濡養五臟六腑、四肢百骸，發於外而為汗，都是心的推動作用。心氣旺盛，血脈充盈，則脈和緩有力，臉色紅潤，即「其華在面」；心氣不足，血脈空虛，則脈細弱或節律不整，臉色蒼白；如果心血瘀阻，則會出現心胸悶痛，顏面、唇甲青紫等現象。

2）心主神明：《素問．靈蘭祕典論》指出：「心者，君主之官，神明出焉」。神包括精神、思維、知覺、運動等活動，且是這些活動的支配者，居人體的首要地位。心神正常，則五臟安和；心神失常，就像國家的君主出現錯亂，各個部門都無法正常運轉，會出現言語錯亂、記憶不佳、失眠、多夢、心神不寧等症狀。

(2) 心經養生要穴：

1) 極泉，心經第一穴：

極泉：位於腋窩頂點，腋動脈搏動處。（曲肘，手掌按於後枕，在腋窩中部有動脈搏動處取穴。）

人只要生氣，經脈肯定就會堵塞。輕拍兩腋可以治療人發怒後氣滯血瘀，執行不暢引起的胸悶、氣短、心悸、心悲欲哭、多疑、手臂脹麻等症狀。還可以緩解婦女更年期症狀。如果人經常鬱悶，就有可能在腋窩下長出一個包，這是心氣被鬱滯的象。

2) 神門，心經之原穴：

神門：腕橫紋尺側端，尺側腕屈肌腱的橈側凹陷處。

按摩的好處：①幫助入眠，調節自主神經，補益心氣，安定心神。②輔助治療心痛、心煩、驚悸、怔忡、健忘、失眠、痴呆、癲狂、暈車等心與神志病。③緩解胸脅痛、掌中熱、便祕、食慾不振。④改善心悸，治療心絞痛、無脈症、神經衰弱、癔症（歇斯底里）、精神分裂症。

3) 少衝，心經之井穴：

少衝：在小指末節橈側，距指甲角 0.1 寸。（讓患者採用正坐、俯掌的姿勢，少衝穴位於左右手部，小指指甲下緣，靠無名指側的邊緣上。）

治療：①舌面潰瘍，需要按舌面的位置具體細分。若潰瘍在舌尖，病位在心，多與思慮相關，心火過旺，可點按少衝。②遇事多思焦慮而夢多不足 1 週者，屬心火旺盛，可點按少衝，重掐勞宮。多夢時間較長，伴有口乾、眼乾、煩躁等陰虧症狀，屬心火偏亢，按少衝，揉照海和行間。

6. 手太陽小腸經

(1) 中醫的「小腸」：小腸是飲食消化和吸收的主要場所。《素問 · 靈蘭祕典論》說：「小腸者，受盛之官，化物出焉。」這告訴人們小腸的生理功能 —— 受盛化物和泌別清濁。那如何理解小腸的受盛化物和泌別清濁功能呢？

1) 受盛化物：「受」有接受之意，而「盛」在古代是指用來祭祀的穀物。「受盛」也就是接受祭祀用的穀物。用來祭祀的穀物，肯定是加工過的，而小腸接受的是經過胃初步消化的食物，並對食物繼續進行消化，因此小腸有「受盛之官」的美譽。

如果小腸受盛功能失調，傳化停止，則氣機失於通調，滯而為痛，這時腹部疼痛等病症就會出現；如果小腸的化物功能失常，就會出現消化、吸收障礙，其典型表現為腹脹、腹瀉、便溏等。

2) 泌別清濁：「泌」有分泌之意；「別」，即分別、分離；「清」，指水谷精微，即具有營養作用的物質；「濁」，即代謝產物。小腸接受胃傳遞過來初步加工過的食物，接下來就是將食物進一步消化，成為人體可以吸收和利用的物質，並將其中的精華物質吸收，提供給人體使用，最後再將剩下的糟粕物質向下傳遞給大腸，由大腸排出體外。

飲食從口進入人體，並不斷新增消化液（口水、胃酸等），不斷進行磨碎、分解工作，尤其是經過胃充分磨細、乳糜化之後，推送入小腸，就可進行消化、吸收與分類。可以說人體所吸收的養分，一半以上都在小腸完成，其重要性可想而知。

(2) 小腸經養生要穴：

1) 少澤，小腸經之井穴：

少澤：小指末節尺側，指甲根角旁 0.1 寸。

很多新手媽媽都有奶水不足的現象，以下為大家介紹一個食補，配合穴位按摩的方法，幫助大家解決這個難題。乳汁不足，按摩少澤對產婦是非常有益的，應確保蛋白質的攝取，飲食宜葷素搭配，避免偏食，清淡為宜。

歸芪鯉魚湯：可補氣、養血、通乳。具體做法：①鯉魚 1,000g，當歸 15g，黃耆 50g，香菜 10g，鹽適量。②鯉魚洗淨，香菜洗淨、切段。③鍋中入水，將鯉魚與當歸、黃耆同煮熟爛，取出當歸，加少許鹽、香菜調味即可。

少澤有清熱利咽、生乳通乳的功效。主要治療乳腺炎、乳汁不足、乳通、乳腫、中風昏迷、熱病心煩、耳鳴、耳聾、肩臂外側痛等病症。按摩時用拇指指甲掐、按。

2) 後溪，八脈交會穴：

後溪：微握拳，第五指掌關節後尺側的近端掌橫紋頭赤白肉際。

健康小妙招：對長期在電腦前工作或學習的朋友，每過 1 小時，把雙手後溪放在桌沿上來回滾動 3 ～ 5 分鐘，可緩解長期伏案及電腦對人體帶來的不良影響。

3) 腕骨，小腸之原穴：

腕骨：在手掌尺側，第五掌骨基底與三角骨之間的凹陷處，赤白肉際上。

健康小妙招：很多人都出現過落枕的情況，如果此時你向左右轉頭時困難，就可以按摩腕骨。用砭石的按摩棒，每次 3 分鐘，每日 3 次。

7. 足太陽膀胱經

(1) 中醫的「膀胱經」：是人體最大的排毒通道，經常在外面做保健的人可能會很熟悉，按摩師幫你拔罐、按摩，選擇最多的部位，就是後背 —— 在後背拔滿了罐，或在後背按摩、刮痧、捏脊、踩背。為什麼都選擇後背進行治療呢？因為後背是膀胱經主要循行的部位，治療範圍廣泛，身體內任何疾病都與膀胱經有直接或間接的關係。它就像你家的汙水管線，如果不通，日常生活都會被破壞。

膀胱經有 67 個俞穴，是人體最長、穴位最多、調控疾病最廣的一條經絡。這些俞穴連通五臟六腑，各自通各家的臟腑，這就跟不同的工廠都有自己的排汙系統和途徑是同一個道理。

(2) 膀胱經養生要穴：

1) 委中，膀胱經之下合穴：

委中：在膕橫紋中點，當股二頭肌腱與半腱肌腱的中間。

「經穴歌訣」裡有「腰背委中求」，是說後背、腰部的病痛，都可以用委中來解決。委中獨特的作用是能讓鼻子通氣，有人長年「一竅不通」，按摩委中，有即時通氣的作用。但要有正確的方法，取側臥位，鼻子不通氣的一側身體在上位，屈腿用大拇指點按委中，需稍用力。一次 3 分鐘，每日 2 次。

2) 承山，可運化水溼：

承山：腓腸肌兩肌腹之間凹陷的頂處，約在委中與崑崙連線的中點。

該穴為人體足太陽膀胱經上的重要穴道之一，為治療小腿痙攣、腿部抽筋的常用有效穴。每側按摩 3 分鐘，每日 2 次。

3) 至陰，膀胱經之井穴：

至陰：足小趾外側趾甲根角旁 0.1 寸。

說到至陰，最神奇之處就是它有轉正胎位的功效。用艾條灸兩小腳趾甲跟部外側的至陰，每日 1 次，每次 15 ～ 20 分鐘，連續做 1 週。注意艾條離皮膚不要太近，以免燒傷皮膚。

8. 足少陰腎經

(1) 中醫的「腎」：腎為先天之本，腎藏生殖之精和五臟六腑之精，是先天的根本。五臟六腑之精，即所謂的「元氣」，就藏在腎經當中，中醫講元氣，可以用鹹的東西來提升，所以炒菜煮飯放適量的鹽，但太淡、太鹹都不可取。

如何判斷腎氣是否充足，身體是否健康呢？

- 平時如果常出現口乾舌燥、失眠盜汗，甚至尿頻、腰膝痠軟等問題，可能為腎陰不足、虛火上亢所致。
- 如果感覺性功能不足、力不從心，則可能是腎陽虧虛所致。
- 如果經常覺得手足心熱、口乾舌燥、腰膝痠軟，但又畏寒、喜歡熱飲，此多為腎陰陽兩虛；有時還會伴有耳鳴或暈眩，頻尿、尿不盡，性功能失調，或女性白帶多、不孕等症。
- 如果稍動即喘，一咳嗽就漏尿，則可能是腎虛所致的腎不納氣。

◈ 經常失眠多夢、夜間頻尿、盜汗、健忘、心悸、怔忡，則可能是心腎不交。

(2) 腎經養生要穴

1) 湧泉是腎經之井穴：

湧泉：足趾蹠屈時，約當足底（去趾）前 1/3 凹陷處。

湧泉是一個井穴，即源頭。把氣血引到腳上，實際上就是引到湧泉去，這叫引血歸原。引血歸原有什麼好處呢？它使人不容易衰老，這是最大的好處。

2) 復溜是腎經之經穴：

復溜：太溪上 2 寸，當跟腱的前緣。

復溜能治療自汗、盜汗之症。自汗就是不因勞累活動、天熱等因素而自然汗出；盜汗就是睡覺的時候，在不知不覺中出汗，一睜開眼就不出了。

復溜能治療腹瀉、腹痛。腹瀉與膀胱受堵有關，是水液不走膀胱，而走大腸的結果，揉了復溜之後，尿道一通，腹瀉自然就好了。

復溜和肺經的尺澤配合使用是肺腎雙補，金水相生。復溜有降血壓的功效。但是得先揉尺澤，再揉復溜。方法還是每穴 3 分鐘，每日 2 次。

9. 手厥陰心包經

(1) 中醫的「心包」：《素問．靈蘭祕典論》：「膻中者，臣使之官，喜樂出焉」。「膻中」就是心包，它包裹並護衛著心臟，好像君主的「內臣」，能夠傳達君主的旨意。所以說，它能代心行事，故又稱為「心主」，心臟產生的喜樂情緒，便是從這裡發出來的。

心臟病，最先表現在心包上，心包經之病叫「心中憺憺大動」，患者會感覺心慌。心臟不好的人，最好在戌時（19 ～ 21 點）循按心包經。此刻還要幫自己創造安然入眠的條件：不要進行劇烈運動，散步最好，否則容易失眠；晚餐不要過於油膩，否則易生亢熱而致胸中煩悶、噁心。這就是代心行事同時又代心受邪的心包經。

(2) 心包經養生要穴

內關為八脈交會穴：

內關：位於前臂正中，腕橫紋上 2 寸，在橈則屈腕肌腱與掌長肌腱之間。

常按摩此養生穴位可寧心安神、寬胸理氣、宣肺平喘、緩急止痛、調補陰陽氣血、疏通經脈等。

10. 手少陽三焦經

(1) 中醫的「三焦」：是六腑之一，沒有特定的臟器與之相對應，是上焦、中焦、下焦的統稱，因此，很多書中說它「有名而無形」。三焦的主要生理功能是通行元氣，通行水液。元氣經三焦而散布於五臟六腑，以推動各個臟腑組織的活動、水液的生成輸布。三焦通，則內外上下皆通；三焦氣順，則脈絡通而水道利。簡單來說，三焦就是一個通道。

(2) 三焦經養生要穴：

1) 支溝，三焦經之經穴：

支溝：在前臂背側，當陽池與肘尖的連線上，腕背橫紋上 3 寸，尺骨與橈骨之間。

便祕、大便很乾的時候，可以點按此穴。1 次 3 分鐘，每日 2 次，強度以患者能耐受為宜。

2) 中渚，三焦經之輸穴：

中渚：握拳俯掌，在手背第四、第五掌骨之間，掌指關節後方凹陷處。

本穴能治肢體關節的腫痛，屈伸不利之症，如五十肩、坐骨神經痛等。對耳鳴也有緩解作用。

3) 外關為八脈交會穴：

外關：掌背腕骨橫紋中點直上 3 橫指，腕後 2 寸取外關。本穴與內關相對，是八脈交會穴之一，通陽維脈；故配內關對調節人體的上熱下寒，冬天怕冷，夏天怕熱等非常有效。外關為主治落枕三穴之一：列缺治低頭不利，外關治轉頭困難，後溪治抬頭拘攣。

11. 足少陽膽經

(1) 中醫的「膽」：膽的主要生理功能是儲存和排泄膽汁。中醫認為膽汁的化生和排泄是由肝的疏洩功能控制和調節的。肝透過疏洩功能調暢氣機，膽氣疏通則膽汁分泌正常，所以愛生氣的人消化就會差。

膽主決斷。《素問．靈蘭祕典論》說：「膽者，中正之官，決斷出焉。」中正指處事剛正果斷，膽主決斷是指膽有決定我們對事物做出判斷的能力。膽氣強壯則思維清楚，遇事不容易慌亂，身體受刺激恢復會很快；膽氣虛，則身體容易受外界刺激而產生影響，且不容易恢復。

(2) 膽經養生要穴：

1) 風池，又稱熱府：

風池：在頸後區，枕骨之下，胸鎖乳突肌上端與斜方肌上端之間的凹陷中。

風池為治風病的要穴。對氣血不暢引起的風寒頭痛，風熱充盛引起的風熱頭痛，溼邪矇蔽清竅引起的風溼頭痛或肝陽上亢引起的肝膽頭痛等，皆有良好療效。

2) 肩井，足少陽、陽維之會：

肩井：大椎與肩峰最高點連線的中點。

肩井能疏通氣血、行瘀散結，對氣血不暢引起的五十肩、上肢痺痛、情志憂鬱、乳房疾患等可使用。

3) 陽陵泉，膽之下合穴，八會穴之筋會：

陽陵泉：腓骨小頭前緣與下緣交叉處有一凹陷，即是本穴。

陽陵泉，意為經氣如泉湧流。膽囊有疾，膽汁會沿經上泛，引起口苦、口乾，故本穴主治口苦、口乾及下肢萎弱無力、香港腳、神經性皮膚炎等。

12. 足厥陰肝經

(1) 中醫的「肝」：是主疏洩和主藏血。

1) 肝主疏洩：「氣」是中醫獨有的理論，肝就是負責全身氣機的協調。

肝的疏洩功能正常，則氣機通暢，氣血和調，則臟腑的活動就能正常有序；若肝的疏洩功能異常，氣機就會不暢，可能會出現胸脅、乳房脹痛或區域性脹痛不適等現象，甚則出現昏厥。大怒、愛生氣是導致肝疏洩功能異常的主要原因，所以還是心胸開闊一點好，不要用別人的錯誤來傷害自己。

2) 肝主藏血：肝有儲藏血液和調節血量的功能，當人體休息時，需要的血量減少，血液就會回到肝臟儲藏起來；當人體活動時，需要的血量大量增加，肝臟就會把儲藏的血調節出來，供應給活動的身體，則眼睛得到血液的滋養而能看清楚東西，腳得到血液的滋養而能走路，手得到血液的滋養而能抓握物體。

(2) 肝經養生要穴：

1) 大敦，肝經之井穴：

大敦：在足大趾，大趾末節外側，趾甲根角側後方 0.1 寸。

中醫說肝藏血，所以肝經上的大敦能治療出血症，且主要是下焦出血，像崩漏、月經過多等。用艾灸效果好。

2) 行間，肝經之滎穴：

行間：在足背，第一、第二趾間，趾蹼緣後方赤白肉際處。

行間是散心火的，最善治頭面之火，如目赤腫痛、面熱鼻血、眼睛脹痛、心中煩熱、燥咳、失眠等。掐此穴尤為顯效。對痛風引起的膝踝腫痛，點掐行間也有良好的止痛效果。

3) 太衝，肝經之輸穴，肝之原穴：

太衝：在行間上 2 寸，第一、第二趾骨結合部的凹陷中。

太衝是保肝護肝的將軍，時時保護我們的身體。當感到頭痛、頭暈時 (如高血壓)，太衝會讓我們神清氣爽；當感到有氣無力時 (心臟供血不足)，太衝會為我們補充氣血；當心慌意亂時，太衝會讓我們志定神安；當怒氣沖沖時，太衝會讓我們心平氣和。

揉太衝的好處：揉太衝，從太衝揉到行間，將痛點從太衝轉到行間，效果會更好一些。最適合那些愛生悶氣、有淚往肚子裡吞的人，還有那些鬱悶、焦慮、憂愁難解的人。還可調理月經。很多女性月經總是提前或延長，沒有規律，月經的顏色深紅，且不明原因發熱，行經前幾天特別煩躁，想發脾氣，這是因為肝經有熱所致。治療方法為點揉太衝，時間是在經期來之前。注意：揉的時候要從太衝揉到行間，千萬別相反！

（三十二）體質養生：根據不同體質的特徵，制定適合自己的日常養生方法，常見的體質類型有平和質、陽虛質、陰虛質、氣虛質、痰溼質、溼熱質、血瘀質、氣鬱質、特稟質九種

《四聖心源》開篇提及：「人與天地相參也。陰陽肇基，爰有祖氣，祖氣者，人身之太極也。祖氣初凝，美惡攸分，清濁純雜，是不一致，厚薄完缺，亦非同倫，後日之靈蠢壽夭，貴賤貧富，悉於此判，所謂命秉於生初也。」引入黃元御這段話，是想告訴大家，祖氣就是一身氣之本源，人身為萬物靈長，生於天地之中，服食天地之精華，自然免不了要與天地間各種物質發生相互作用，而這種作用的結果，就形成千差萬別、不同「個

性」的人，我們稱為個體，每個個體所具有的差異化表現，又歸納分類，稱之為體質。顧名思義，「體」指身體，「質」為性質、本質。所謂體質，就是身體因為臟腑、經絡、氣血、陰陽等的盛衰偏頗而形成的特徵。

中華傳統醫學認為，中醫體質是指人體以先天稟賦為基礎，在後天的生長發育和衰老過程中所形成的結構、功能和代謝上的個體差異。體質反映了身體內陰陽氣血的偏性，這種偏性是由臟腑之間的功能配合所決定，並以氣血多少為基礎。《靈樞．天年》說道：「願聞人之始生，何氣築為基，何立而為楯，何失而死，何得而生？岐伯曰：『以母為基，以父為楯，失神者死，得神者生也。』」向我們揭示了人是由父精母血為基礎而生長發育的，本質是由一團氣的作用變化而成。在男女交合的「氤氳之時」，都已經決定新生兒部分稟賦和「氣質」；十月懷胎，胎兒在母體的生長發育受到母親孕期情緒、居住環境、飲食和疾病的間接影響；不僅如此，母親乳汁是經血隨衝脈匯聚胸中化生而來，衝脈為血海，內含母體五志六欲七情之火，嬰兒受母親乳汁餵養，又會逐漸形成不同的性格心理。除了先天的胎傳，人出生後同樣會遭受各式各樣的困難和疾病，後天由於先天稟賦有強弱，飲食氣味有厚薄，方位地勢有差異，貧、富、貴、賤、苦、樂各不相同，從而導致個體的差異，所以才有「貴賤貧富，悉有此判」。這就向我們解釋了為什麼有些孩子可以一生平安喜樂，有些孩子在生命最初就身患重病而夭亡。太令人遺憾了！這就是很多人缺乏養生觀念與意識，不能理解「以母為基，以父為楯，失神者死，得神者生」的意義。稟賦差的人因父精母血對自己的涵養不夠，先天優勢沒有建立，後天又缺乏補充調攝，如何能在這生命的長河中不被擊倒呢？

以下是九種體質的辨識方法和養生方法，其中飲食養生參考（二十八）條。

1. 平和質養生

(1) 總體特徵：陰陽平衡不失偏頗，經絡通暢，氣血調和，以體態適中、臉色紅黃隱隱、明潤含蓄、精力充沛、能很快適應各種複雜環境等為主要特徵。

(2) 形體特徵：形體勻稱、健壯有力，身體無異常。

(3) 舌苔、脈象：舌質淡紅，舌苔薄白，脈象不緊不慢、不浮不沉、均勻和緩而有神。

(4) 心理特徵：成熟穩重，平易近人，內心坦蕩，聰敏機智，反應靈活。

(5) 患病傾向：平素不易受外界環境變化而發病，對自然環境和社會環境適應能力很強，能很快地調整自己的狀態。

(6) 養生原則：道法自然。

1) 起居：起居方面應該順應自然界的陰陽變化，中醫認為：人與自然是一個統一的整體，人生於天地之間，天地合氣，命之曰人，「人身小宇宙，宇宙大人身」。生活起居順應一年四季氣候特點，睡眠充足。春天、夏天晚睡早起、適當午睡，秋天早睡早起，冬天早睡晚起。根據氣候變化適時增減衣物。養生應根據四時季節的陰陽變化而調整，順應自然規律來保養自己。人體內的生理時鐘與自然界的四季、晝夜等規律相符，順應自然界的規律安排作息，有利於身體的健康。四季具有春溫、夏熱、秋涼、冬寒的特點，生物體也相應具有春生、夏長、秋收、冬藏的變化。人生於地，懸命於天，人是大自然（大宇宙）的組成部分，賴於自然界天地之氣的充養，又必須順應自然界陰陽之氣的變化，才能達到「陰平陽祕，精神乃治」的最佳狀態。

2）飲食調攝：《素問·藏氣法時論》：「五穀為養，五果為助，五畜為益，五菜為充，氣味合而服之，以補精益氣。」中藥和食物都來自於所處的大自然，每種食材和藥物都稟受「天氣、地氣」，具有或大或小的偏性，疾病的發生是因為人體受四時不正之氣，使氣血陰陽失去平衡，出現虛實寒熱的偏性。藥物具有寒、熱、溫、涼四性，及酸、苦、甘、辛、鹹五味。「以偏糾偏」，以藥物偏性糾正身體偏性，根據「寒則溫之，熱則寒之，虛則補之，實則瀉之」的治療原則，選擇適合自己體質、利於疾病康復的藥物或食物。現行有 107 種藥食同源的食材，平衡搭配食物，可達到對臟腑氣血的調整作用。

《素問．五臟生成》：「多食鹹，則脈凝泣而變色；多食苦，則皮槁而毛拔；多食辛，則筋急而爪枯；多食酸，則肉胝而脣揭；多食甘，則骨痛而髮落，此五味之所傷也。故心欲苦，肺欲辛，肝欲酸，脾欲甘，腎欲鹹，此五味之所合也。」這些食物，要注意的是飲食應該種類豐富，但又不可偏食，不可偏寒偏熱，透過互制，達到互養，使陰陽不偏，以保障身體健康長壽。平和質的人可以適當選取各種食物，飲食宜營養豐富，葷素合理搭配，不可偏食。當然也要以時令蔬果為主，盡量均衡搭配，隨喜為補。另外進食應有所節制，不可過飢、過飽，不要偏寒、偏熱，少吃油鹽。

3) 運動指導：根據個人體力，可進行太極拳（劍）、八段錦、五禽戲、散步等柔靜舒緩的運動。也可選擇跑步、籃球、排球、足球、踢毽子、跳舞、健身操、游泳等運動量較大的項目。動靜結合，主要指運動鍛鍊時，應該掌握「度」。運動可促進氣血的循環，「人之所有者，血與氣耳」，而朱丹溪認為「氣血沖和，萬病不生，一有怫鬱，諸病生焉」。但過與不及都是病，運動應該根據自身的具體情況，「適當」為度，不可不及，也不可太過。

4) 精神調攝：開朗樂觀，心態平和，與人為善，和諧上進，樂於合作。古人早就發現情緒的波動會引起身體的疾病，因而非常講究內心的平衡之道。情緒的波動會導致氣血內亂而誘發疾病。現代醫學研究發現，負面情緒容易破壞人體免疫系統，易誘發高血壓、冠心病、腦出血、動脈硬化等血管性疾病。平和質的人抗壓性較好，性格隨和開朗。平時要多和朋友交流，培養對身心有益的興趣愛好，與人為善，多幫助別人，不比較，不計較，遇事能做出正確、合理的反應。

平和質的人，是九種體質中最不易發生疾病的體質，平和質的養生與保健，可以作為統攝其餘八種體質的綱領，也是其餘八種體質的人追求的目標，平素可按照既往養生及生活方式，避免過勞，飲食有節、起居有常，使身體保持最佳狀態。

2. 陽虛質養生

《素問‧生氣通天論》認為：「陽氣者，若天與日，失其所，則折壽而不彰」。陽氣是人體臟腑功能活動的總動力，主要負責固護人體機表、抵禦外邪所干擾，「氣為陽」、「氣主煦之」，陽虛質的人會畏寒、怕冷等臟腑溫煦功能不足。陽虛質者的主要表現，可參見（二十八）內容。

(1) 總體特徵：以畏寒怕冷、手足不溫等虛寒表現為主要特徵。

(2) 形體特徵：肌肉鬆軟不結實、怕冷、虛胖、活動力低下。

(3) 舌苔、脈象：舌淡胖嫩，脈沉遲。

(4) 患病傾向：常常自覺身體肌肉無力，易患感冒、疼痛、痰飲、腫脹、宮寒不孕、洩瀉等，耐夏不耐冬，易感風、寒、溼邪，發生骨關節及肌肉問題。

(5) 心理特徵：性格多沉靜、內向、不愛表現。

(6) 養生原則：

1) 飲食調攝：陽氣升發需要脾腎提供源源不斷的動力，腎中元陽充沛，人體才能確保身體臟腑運動有活力，脾陽要透過後天的不斷養護和補充，才能生化無窮。腎為先天之本，脾胃為後天之本，先天稟賦取決於父母精血，因此需要透過後天的培補以養元氣。陽虛體質的人可適當食用具有溫腎壯陽、健脾補氣功效的食物，如：①炒山藥。性平，味甘，為《本草綱目》「上品」之藥，除具補肺、健脾之外，還能益腎填精。如李時珍指出山藥能「益腎氣，健脾胃」。《景岳全書》亦載：「能健脾補虛，澀精固腎，治諸虛百損，療五勞七傷。」②雞蛋。清濁悠分，清者為陽，濁者為陰，是最經濟、最有價值的陰陽雙補之品，從古到今，作為孕產期的女人、老人、兒童的進補佳品。③韭菜也稱「起陽草」，助陽固精，滋補腎臟。韭菜助陽最強，割掉韭菜，幾天後就會又長出來，可見升發之力多強。

杜仲羊肉湯：羊肉又稱「陽肉」，大補腎陽。杜仲是杜仲樹的樹皮，能有效緩解腰膝痠軟無力的症狀。類似的還有泥鰍、香菇、淡菜，總之要以甘淡之品養陽氣。

2) 運動指導：陽虛患者應適量運動，在天氣溫暖時，多進行戶外運動，以採天時之陽氣、增強體質，補自身元氣。還要避免汗出太多，耗散陽氣。

3. 陰虛質養生

人體相對的陰陽均衡，陰陽力量相當，才能確保邪氣不能乘虛而入，侵襲人體致病，獨陽不生，孤陰不長，適當地在飲食起居方面補充陰液，另外，盡量不要讓陰液消耗。怎樣才能不讓陰液過度消耗呢？首先是要保持身體氣的執行平和穩定，多維持心神鎮靜，也就是安神定志。中醫說靜能生水，「神」活動時會消耗物質基礎，越不注意休息，消耗的陰液就越多。所以過度用神，導致陽氣外越，心神發散，陰液也會隨著氣機外洩。現在人們的生活節奏快，夜生活很豐富，通常到了半夜，還在喝酒、打牌、吃火鍋或通宵加班，這都違背人體生理活動。白天陽氣出表，保衛人體不受邪氣侵犯，晚上就該陰液發揮作用了，收斂陽氣入裡，讓自己心神緩下來，才能安心入睡，這樣就完成了一天周流不休的交換循行。晚上失眠、多夢、煩躁，是由於神白天發散得太過，晚上陰氣又不能好好地收回來，即「心如平原奔馬，意縱而難收」，所以中醫養陰大多以龜板、鱉甲這些動作遲緩、喜歡沉靜的水生動物腹部或者麥冬、生地黃這些含水量較多的植物塊莖，來達到滋陰的效果，仿效自然界的動物，我們也要適當地向烏龜學習，讓自己慢下來，動則陽生，靜則陰生，適當的運動，可以推動陰液布散運輸，達到「陰得陽助則生化無窮」的效果。陽虛質者的主要表現，可參見（二十八）內容。

(1) 總體特徵：陰液虧少，以口燥咽乾、手足心熱等虛熱表現為主要特徵。

(2) 形體特徵：形體偏瘦、精神虛亢。

(3) 舌苔、脈象：舌紅少津，脈細數。

(4) 心理特徵：性情急躁，外向好動，活潑。

(5) 患病傾向：陰虛質，感邪易從熱化。易患疲勞、遺精、失眠、高血壓、心律失常、中風、咽炎、肺結核、糖尿病、頑固性便祕等疾病。

(6) 養生原則：

運動指導：只適合做中小強度、間斷性的體育運動，可選擇太極拳、太極劍、氣功等。鍛鍊時要控制出汗量，及時補充水分，嘔吐洩瀉及時補充電解質，防止脫水傷陰。不適合過度出汗或者汗蒸。

4. 氣虛質養生

氣虛質，多因先天稟賦不足，後天脾胃受損生化不足，久病、房事過度，臟腑之氣不足，氣化能力減弱，使血氣執行遲緩、身體代謝緩慢，多見於肺氣虛、脾氣虛、腎氣虛而出現相應的以食少、不耐工作、聲低氣短、乏力、自汗等為主的虛弱性疾病。脾胃為氣血化生之源，肺又主一身之氣的執行，對臨床氣虛患者，我們多以調養脾肺為主。很多患者總是不耐受風寒，反覆感冒，怕冷，免疫力低下，平常多見出汗、怕風、乏力。這些都是氣虛質的表現。氣虛質者的主要表現，可參見（二十八）內容。

(1) 總體特徵：元氣不足，以疲乏、氣短、自汗等氣虛表現為主要特徵。

(2) 形體特徵：肌肉鬆軟不結實。

(3) 舌苔、脈象：舌體胖大，邊有齒痕，脈象虛緩。

(4) 心理特徵：性格內向，不耐勞力，情緒低沉喜靜。

(5) 患病傾向：氣虛質易患感冒、疲勞症候群、肺不張、貧血、營養不良、重症肌無力、胃下垂、直腸脫垂，神經性尿頻，女性易患器官脫垂等。

(6) 養生原則：

運動指導：避免工作或劇烈運動時出汗受風。不要過於勞動，以免汗多傷陽，損傷正氣，可做一些柔緩的運動，如太極拳、八段錦、五禽戲等養生功法。

5. 痰溼質養生

痰溼形成原因多是人們飲食結構不合理。現在生活條件優越，人們過食精緻澱粉、喜歡吃甜、滋膩的食物，吃得太飽又缺乏適量的運動，使後天之本脾胃受損，導致消化吸收功能不好，水溼無法代謝輸布，聚而成溼，溼聚成痰，痰溼阻滯氣機，表現出頭暈頭痛、身睏倦怠的亞健康狀態。痰溼無處不在，常分布在各個部位：在上者容易阻滯陽氣上升，引起頭昏困重，顛仆昏倒；在中則飲食不進，吃得少食慾差；在下則表現身體困重乏力、瘀腫或皮膚瘡瘍、脂肪瘤、囊腫等，以及皮裡膜外的痰核。所以臨床上痰溼很難去除，但如果氣機通暢，百脈通利，臟腑功能自然會正常，痰溼則很快就能溫化。痰溼質者的主要表現，可參見（二十八）內容。

(1) 總體特徵：痰溼凝聚，以形體肥胖、腹部肥滿、胸悶，痰多，容易睏倦，身重不爽，喜食肥甘厚味，舌體胖大，舌苔白膩等痰溼表現為主要特徵。

(2) 形體特徵：形體肥胖，腹部肥滿鬆軟，痰多噁心，悶喘。

(3) 舌苔、脈象：舌苔白膩，脈滑。

(4) 心理特徵：性格偏溫和、穩重，多善於忍耐。

(5) 患病傾向：易患消渴、中風、胸痺。就是現在西醫說的高血壓、糖尿病、高脂血症、痛風、冠心病、肥胖症、代謝症候群、腦血管疾病等。

(6) 養生原則：

運動指導：平時多進行戶外活動，衣著應透氣散溼，經常晒太陽或進行日光浴，長期堅持運動。避免涉水淋雨，久居溼地，注意保暖，防止外感寒溼之邪傷，雨季注意防潮溼。可酌情服用化痰祛溼方藥與芳香溫化的代茶飲。

6. 溼熱質養生

溼熱是由於氣候潮溼，或涉水淋雨，或居室潮溼，使外來水溼入侵人體而引起；內溼是一種病理產物，常與消化功能相關。而溼熱中的熱，是與溼同時存在的，或因夏秋季節天熱溼重，溼與熱合併入侵人體；或因溼久留不除而化熱。溼熱，是熱與溼同時侵犯人體，或同時存在體內的病理變化。溼熱最容易損耗人體精氣，臨床用藥也很麻煩，得結合患者的病史或起居飲食習慣仔細分辨，分清溼與熱的程度，藥量也不宜過多。在上者以桑葉、桔梗、菊花等清宣疏散；在中宜蒼朮、茵陳、佩蘭、藿香等芳香透達，燥溼健脾、化溼和胃；在下則應淡滲利溼，佐用竹葉、石膏、滑石等利水清熱。溼熱質者的主要表現，可參見（二十八）內容。

(1) 總體特徵：溼熱內蘊，以面垢油光、口苦、苔黃膩等溼熱表現為主要特徵。

(2) 形體特徵：形體中等或偏瘦。

(3) 舌苔、脈象：舌質偏紅，苔黃膩，脈濡數。

(4) 心理特徵：容易心煩急躁。

(5) 患病傾向：溼熱體質易患瘡癤、脂漏性皮膚炎、復發性口瘡、慢性膀胱炎、膽結石、膽囊炎、特異性結腸炎等。

(6) 養生原則：

運動指導：盛夏暑溼較重的季節，減少戶外活動。適合做大強度、大運動量的鍛鍊，如中長跑、游泳、爬山及各種球類、武術等。可酌情在醫師的指導下用六一散、清胃散、三仁湯、香薷飲等中藥湯劑。

7. 血瘀質養生

血瘀質是由於外傷、外來寒溼陰邪，或氣虛不能推動血液在體內執行，又或血不足以溫煦四肢，營養臟腑肌肉，使氣血瘀滯阻塞經絡循行，引起的區域性肌肉冷痛、麻木，皮膚青紫腫痛的表現。血瘀質的人通常肢體怕冷、僵硬，臉色暗沉及四肢冷痛色黑，身體常有慢性疼痛，以冷痛、刺痛為主，血瘀會隨不同體質變為寒瘀、熱瘀，血瘀可作為病理產物或致病原因誘發疾病。血瘀質的人要注意日常調整自身心理狀態，保持樂觀、豁達的情緒，避免情緒過極，以利氣血通暢；需注意氣候變化增減衣被，避免寒冷，居處保持通風、暖和。血瘀質者的主要表現，可參見 (二十八) 內容。

(1) 總體特徵：血行不暢，以膚色晦暗、舌質紫暗等血瘀表現為主要特徵。

(2) 形體特徵：胖瘦均見。

(3) 舌苔、脈象：舌質暗有點片狀瘀斑，舌下靜脈曲張，脈象細澀或結代。

(4) 心理特徵：易煩、健忘。

(5) 患病傾向：血瘀體質易罹患中風、癥瘕及痛證、靜脈曲張、血證、微循環障礙高血壓、胃潰瘍、冠心病、偏頭痛、乳腺炎、子宮肌瘤、月經病、失眠等。

(6) 養生原則：

運動指導：血瘀質的人需注意調整自身氣血，適當參加有助於促進氣血運行的活動，如太極拳、太極劍、氣功、舞蹈等。可適當進行保健按摩，如推拿、拔罐、走罐、刮痧等，可促進經絡暢通，達到緩解疼痛、穩定情緒、增加人體功能的作用。但要勞逸結合，確保充足睡眠，做到動中有靜。另外，如在運動中出現胸悶、呼吸困難，脈搏顯著加快等不適症狀，應及時去醫院檢查。

8. 氣鬱質養生

氣鬱顧名思義，就是氣的循行出現障礙：一是因為氣的循行受寒或受溼，導致氣血失調，以氣機鬱結為主要病機；二是氣的生成不足，使區域性氣血供應變慢，而無法濡養臟腑的病理表現。「升降出入，無器不有」，作為氣出入運動的基本形式，氣的循行必須要通暢。氣能行血，氣鬱就會導致血瘀，日久會化熱出現一些出血症，且肺主一身之氣，主要是調控氣執行全身的節律，由脾胃把吸收的精微物質，經由肝木的升發作用，幫助肺呼吸，供心化生營血，因此完成全身氣血流通交換，源源不斷供人體進行正常的生命活動。一旦肝氣鬱結，就會使氣流動緩慢或鬱結在一起，肝脾升不上去氣血，人就會沉悶，肌肉痠困，全身上下都不舒服，肝氣鬱結久了，會導致心火、肝火都旺，所以人會很容易煩躁，例如一生悶氣就說「氣得吃不下飯」、「氣到胃痛」，這就是肝氣影響到脾胃了。百病多生於氣，總之，保持情緒舒暢，呼吸通暢，大小便正常，人就很少會生病。氣鬱質者的主要表現，可參見（二十八）內容。

(1) 總體特徵：氣機鬱滯，以精神憂鬱、憂慮等氣鬱表現為主要特徵。氣鬱質者具有氣機鬱結而不舒暢的潛在傾向。

(2) 形體特徵：形體瘦者為多。

(3) 舌苔、脈象：舌紅，苔薄白，脈強。

(4) 心理特徵：性格內向不穩定、敏感多慮。

(5) 患病傾向：氣鬱質易患憂鬱症、臟躁、梅核氣、百合病及鬱證、胸痛、肋間神經痛、經前緊張症候群、乳腺增生、月經不調、消化性潰瘍、慢性咽痛等。

(6) 養生原則：

運動指導：盡量增加戶外活動，可參加運動量大的鍛鍊，如中長跑、游泳、爬山及各種球類、武術等。另外可多參加集體活動，解除自我封閉狀態，及時向朋友傾訴苦惱與困擾，避免不良情緒感染。要常看喜劇及富有鼓勵和激勵意義的電影、電視，勿看悲劇，聽輕快、熱情的音樂；適當地多讀積極的、勵志的、富有樂趣的、展現美好生活前景的書籍，以培養開朗、豁達的性格；在名利上，不計較得失，胸襟開闊，不患得患失，多進行自我疏導，知足常樂，必要時諮詢心理醫生或到醫院完善檢查和治療。

9. 特稟質養生

特稟質大多是由於先天稟賦不足，腎中元氣不足、肺氣虛或脾胃素虛、氣血不和等多種原因，導致容易對外界環境輕微的變化，而引發呼吸系統疾病或皮膚病等。當然也包括很多女性亂用化妝品導致的皮膚過敏、皮膚角質化等皮膚屏障功能破壞的後天因素。像化妝品導致的疾病，停用化妝品或使用醫用中藥面膜去慢慢修復，加服中藥補氣滋陰養血，也很有效。這種體質多由於先天條件的問題，而出現各種慢性過敏性疾病，也有很多人是因恣意食用肥甘厚膩的食品，導致後天脾胃積熱，胃腸有積滯、起居飲食稍有不適，一點風吹草動就會發病。平時就應更加注意養護自身，避寒就溫，扶助正氣，抵禦邪氣侵襲，這就是「正氣存內，邪不可干」的道理。這種體質的人，平時要注意養生，及時加減衣物，避免外邪侵襲而誘發疾病。特稟質者的主要表現，可參見（二十八）內容。

(1) 總體特徵：先天不足，以生理缺陷、過敏反應等為主要特徵；後天失養，以過敏反應及接觸後誘發疾病等為主要特徵。

(2) 形體特徵：過敏體質者一般無特殊形體；先天稟賦異常者或有畸形，或有生理缺陷。

(3) 舌苔、脈象：因稟質不同，舌苔、脈象也不同。

(4) 心理特徵：因稟質不同而情況各異。

(5) 患病傾向：過敏體質者易患哮喘、蕁麻疹、花粉及藥物過敏等；遺傳性疾病如血友病、先天畸形等；胎傳性疾病如五遲、五軟、解顱、胎驚等。

(6) 養生原則：

運動指導：平時保持充足的睡眠時間，適當地進行有氧運動，可透過太極拳、瑜伽、游泳增強體質。注意顧養脾胃，一些疼痛、搔癢的疾病要多養心調神，平時要保持情緒舒暢，心情愉悅。避免汗後吹風，冷氣不要太冷。

四、簡易實用的
日常保健技巧

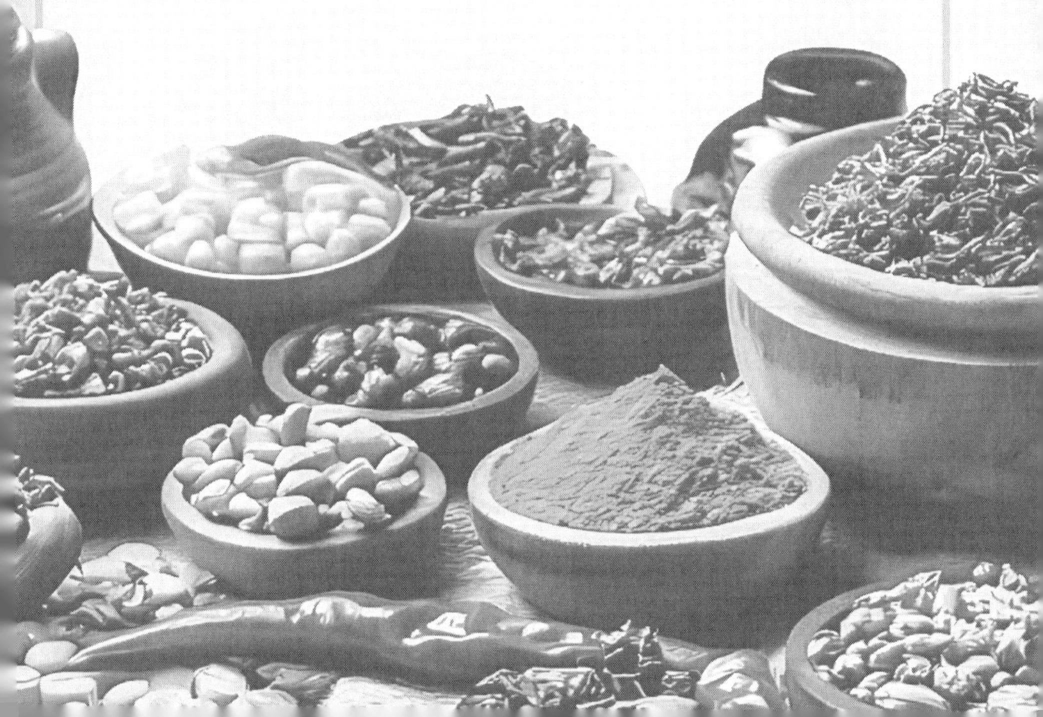

(三十三) 叩齒法：每天清晨睡醒時，把牙齒上下叩合，先叩臼齒 30 次，再叩前齒 30 次。有助於牙齒堅固

每天清晨睡醒時，閉目無思，勿言語，口唇微閉，牙齒有節奏地叩動，一般每分鐘 60 ～ 120 次，一天 2 分鐘。可根據自己身體和牙齒的堅固度採取輕叩、中叩和重叩。不管哪一種叩法，以牙齦有震動感為有效，因為牙齒的營養源於牙齦和牙髓的供血，只有對牙齦和牙髓有效按摩，才能促進牙齒的供血。另外，還可再左右側叩犬齒 30 次。此方法不但固齒，還可預防老年顴骨高掛的癟臉現象。

傳統養生法裡還有一種「閉天門」的方法，即在小便時咬緊牙關，防止腎氣外洩，齒為腎之餘，故也能使牙齒堅固。

諺語說得好：「清晨叩齒三十六，到老牙齒不會落。」恆齒不會再生，祖先的智慧，請好好使用。

(三十四) 閉口調息法：經常閉口調整呼吸，保持呼吸的均勻、和緩

口脣微閉，牙齒輕啟，舌抵上顎，眼觀鼻，鼻觀臍，盡量緩慢深長呼吸，切忌調息時咬牙切齒，肌肉緊張，使通氣量減少。舌抵上顎可有效開啟咽腔，增加通氣量。這麼做，可以增加肺的有效通氣量，提高血氧飽和度，為全身細胞迅速補充營養和促進代謝產物排出。

難怪《素問．上古天真論》云：「上古有真人者，提挈天地，把握陰陽，呼吸精氣，獨立守神，肌肉若一，故能壽敝天地，無有終時。」

(三十五) 咽津法：每日清晨，用舌頭抵住上顎，或用舌尖舔動上顎，等唾液滿口時，分數次嚥下。有助於消化

唾為腎之液，涎為脾之液，口腔內的津液能促進食物的消化吸收，具有補腎健脾的功效，許多人體衰老的表現，就是晨起口乾、口渴，活命的「活」就是「舌」旁邊有水。如果大家舌

抵上顎仍無津液生成，由於足少陰腎經（夾舌本）散布舌根兩邊，足太陰脾經（連舌本，散舌下）連舌根，散舌下。可以用舌順時針或逆時針在口腔內繞牙齒、牙齦內外轉動，以刺激舌體，促進津液生成。轉動順序：先內後外，先上後下。

（三十六）搓臉法：每天清晨，搓熱雙手，以中指沿鼻部兩側自下而上，到額部兩手向兩側分開，經頰而下，可反覆10餘次，至臉部輕輕發熱為度。可以使臉部紅潤光澤，消除疲勞

手掌為手三陰經循行部位，手指末端是手三陰經和三陽經交接處，搓手掌能疏通經絡，調和陰陽。臉部是手足三陽經六腑經脈交會的地方，六腑以胃為首，多氣多血，以降為順，促進食物消化吸收，使氣血生成如活水之源，經常搓臉，可有效刺激六腑經絡，保持腑氣通暢。滿而不實，當人體陽氣充沛，氣血通暢，則臉部色澤紅潤光潔，精神煥發。需要提醒的是，為了達到有效刺激量，大家務必以搓到臉部輕輕發熱為度。

（三十七）梳髮：用雙手十指插入髮間，用手指梳頭，從前到後按搓頭部，每次梳頭 50 ～ 100 次。有助於疏通氣血，清醒頭腦

「頭為諸陽之會」、「諸髓者，皆屬於腦」，按摩頭部許多穴位，具有醒腦開竅、聰耳明目、疏風清熱、清利頭目的功效。頭部為督脈、足太陽膀胱經、足少陽膽經循行處，「發為血之餘」，當用腦過度，思考問題太過時，不但會引起頭暈、頭痛、睡眠障礙，還常髮白、髮落。常梳髮、按摩經絡腧穴，可有效促進頭部血液循環，使氣血流通，頭腦清醒。值得一提的是，由於頭髮會正常脫落，每每在梳髮時落髮明顯，許多人便認為是梳髮導致掉頭髮，恰恰相反，早期梳頭時掉髮，是因為頭髮已枯，應該脫落，堅持一段時間，隨著頭部血液循環改善，脫髮現象會慢慢減少。對於腦力工作的朋友，動腦、用腦過後，一天吃一把枸杞子（約 50 顆），可有效改善脫髮。

(三十八) 運目法：將眼球自左至右轉動 10 餘次，再自右至左轉動 10 餘次，然後閉目休息片刻，每日可做 4 ～ 5 次。可以清肝明目

眼睛是心靈的窗戶，「諸血者皆上注於目」、「目受血而能視」。由於人體衰老的自然程序，氣血日漸虧虛，一般情況下，40 歲體內津液分泌減少，所以大家開始口乾、口渴，眼乾、眼澀、眼花，每天堅持轉目，可有效促進眼部氣血循環，疏通眼部經絡，還可有效預防老花眼、白內障、青光眼等眼疾。現代研究，轉睛可促進眼睛內部微血管擴張和血液循環，從而改善水晶體的新陳代謝，促進病變和滲出物的吸收，有助於早中期白內障的控制。大家可以不拘時間，只要用目時間稍長，就閉目轉睛，同時配合按摩眼部周圍穴位，效果更佳。

(三十九) 凝耳法：兩手掩耳，低頭、仰頭 5 ～ 7 次。可使頭腦清淨，驅除雜念

頸部為人體十二正經、奇經八脈直接或間接循行於頭部的樞紐。古代很早就有「以耳養生」的記載，其中「凝耳法」是常

用方法之一。

凝耳法中，雙手掩耳，可以摒除外界干擾；頭部不斷俯仰，有助於上丹田之氣的流通，可使百體皆溫，驅除雜念。上丹田在督脈的循行路上，是陽氣集中的地方，是藏神之所，是主管意識活動的神經中樞所在。古人認為，丹田是滋養全身的重要部位，故有「無火能使百體皆溫，無水能使臟腑皆潤，關係全身性命，此中一線不絕，則生命不亡」的說法。上丹田的作用是鍛鍊神經系統，調節、增加神經中樞功能，控制整體代謝，從而儲蓄能量，有助於休養生息，積聚精力與疾病抗爭。

耳朵周圍穴位眾多，如耳尖、翳風、頭竅陰等，掩耳的同時，可按摩這些穴位，產生疏通經絡的作用。反覆低頭、仰頭，可促進腦部血液循環。充足的血液可使頭腦清醒，讓人深度放鬆。當深度放鬆時，可使微血管及微循環暢通，感覺溫暖；同時使呼吸深長，血氣旺盛，肢體及大腦得到充足的血氧供應，頓時感覺精神爽快。

除了凝耳法，孫思邈在養生法中還提到「耳常鼓」，即手掌掩雙耳，用力向內壓，然後放手，應該有「撲」的一聲，重複做 10 下；或雙掌掩耳，將耳朵反折，雙手食指扣住中指，用力彈後腦風池 10 下。這兩個動作每天臨睡前做，能增加記憶和聽力。

(四十) 提氣法：在吸氣時，稍用力提肛門連同會陰上升，稍後，緩緩吐氣放下，每日可做 5 ～ 7 次。有利於氣的執行

中醫認為，魄門亦為五臟使，心、肝、脾、肺、腎的功能均可影響大便，如心為君主之官，心神失守就會大便失禁；肺與大腸相表裡，中醫治療咳嗽常用瀉大腸的方法；脾胃與大腸密切相連，胃腸功能直接影響大便情況；肝失疏洩影響大腸傳道功能，不是便祕就是洩瀉；腎主封藏，司二便。故中醫看病一定會問二便。反之，如果每天被動運動肛門，對五臟功能亦有促進調節作用。據說乾隆皇帝能活到 89 歲，這與他幾十年如一日地堅持練提氣法不無關係。其具體方法是：吸氣時稍微用力，提肛連同會陰一起上升，吐氣時一齊放鬆，每次反覆 10 ～ 20 次，每日 5 ～ 7 次為宜。它不受時間、地點、環境的限制，隨時隨地都可以進行。提氣法透過肛門的升提和放下，使整個盆腔肌肉得到運動鍛鍊，增加盆腔血液循環，對痔瘡、肛裂、脫肛、便祕等症，有防治作用。故養生家曰：「日撮穀道一百遍，治病消疾又延年。」

（四十一）摩腹法：每次飯後，用掌心在以肚臍為中心的腹部，順時針方向按摩 30 次左右。可幫助消化，消除腹脹

摩腹時，手掌與腹部皮膚充分接觸，以肚臍為中心，在腹部順時針方向按摩，力度以胃腸能感受到外面壓力為度，每分鐘 15 ～ 20 次，也就是一呼一吸一次，每次按摩 3 ～ 10 分鐘，每天按摩 2 ～ 3 次。肚臍周圍有足少陰腎經、足太陰脾經、足陽明胃經、衝脈通過，任脈在人體前正中線，與全身陰經相交會，為陰脈之海；督脈分支從少腹直上，貫臍中央，後上行至目下，又督脈與全身陽經相交會，為陽脈之海；衝脈與足少陰腎經並行，為人體十二經脈之海。因此腹部被喻為「五臟六腑之宮城，陰陽氣血之發源」。臨床治療許多頑固性疾病，多選用臍周穴位，獲得滿意療效，亦源於此。因此，不管有病沒病，希望大家能夠堅持摩腹。

(四十二) 足心按摩法：每日臨睡前，以拇指按摩足心，順時針方向按摩 100 次。有強腰固腎的作用

足心有個穴位叫湧泉，為足少陰腎經第一個穴位，叫「井」穴，為此經脈的源頭，又腎者主水，水的源頭就是湧泉。足少陰腎經連結的臟腑器官有膀胱、肝、肺、心、咽喉、舌，我們知道，舌旁有水為「活」，臨床許多年過四十的患者，主訴就是晨起口乾，其根本原因是腎水虧虛，不能上泛於咽喉，而導致喉乾舌燥。腎為真陰原陽之宅，人體先天之本，只有腎水源源不斷，腎精充沛，人才「活」得滋潤。每日睡前浴足後搓足心，不但強腰固腎，對睡眠、血壓、眩暈、頭痛、便祕、小便不利、咽喉疼痛、口乾舌燥均有良好的調節作用。搓足心直接促進足部血脈循環，進而由經脈執行通暢，心、心包、肝、肺而暢通全身氣血，提升整體抗病能力和活力，從而產生抗衰防老的作用。因此也被歷代養身家推崇，如大文學家蘇東坡有一首詩：「東坡搓足心，並非學觀音。只為明雙目，世事看分明。」

參考文獻

[1] 沈楊，許茜，徐潔，等。子宮肌瘤危險因素的流行病學調查研究 [J]。實用婦產科雜誌，2013，29（03）：189-193。

[2] 張錫純。醫學衷中參西錄 [M]。太原：山西科學技術出版社，2013。

[3] 王孟英。隨息居飲食譜 [M]。天津：天津科學技術出版社，2003。

[4] 龔廷賢。壽世保元 [M]。北京：人民衛生出版社，2003。

[5] 李時珍。本草綱目 [M]。喀什：喀什維吾爾文出版社，2002。

[6] 高學敏。中藥學 [M]。北京：中國中醫藥出版社，2002。

[7] 呂沛宛。把好大夫請回家 [M]。南昌：江西科學技術出版社，2013。

[8] 李可久，宋帛銘。花椒水治蟯蟲很有效 [J]。山東醫刊，1957（06）：44。

[9] 張玉珍。中醫婦科學：第 2 版 [M]。北京：中國中醫藥出版社，2017。

參考文獻

[10] SametJM.Tobaccosmoking theleadingcauseofpreventabledis-easeworldwide.ThoracSurgClin，2013，23：103-112.

[11] ObergM，JaakkolaMS WoodwardAetal.Worldwideburde-nofdiseasefromexposuretosecond-handsmoke：aretrospec-tiveanalysisofdatafrom192countries.Lancet，2011，37（7）：139-146.

[12] 湯捷。中國菸草產銷不降反升體制瓶頸使健康為 GDP 讓路［N］。羊城晚報，2010-05-31。

[13] 黃慧，郝偉。酒精濫用的生物學代表物［J］。中國藥物依賴性雜誌，2015，21（3）：180-186。

[14] 沈漁邨。精神病學:第5版［M］。北京:人民衛生出版社，2009.129

[15] 田野，徐慧，尹愛寧，等。淺談中醫戒酒［J］。中國中醫藥資訊雜誌，2008（15）：71。

[16] 季王光。捶打保健的手法［J］。新農村，2007（12）：29。

[17] 王冰。黃帝內經［M］。北京：中醫古籍出版社，2003。

[18] 國家藥典委員會。中華人民共和國藥典［M］。北京：中國醫藥科技出版社，2015。

[19] 梁繁榮。針灸學［M］。上海：上海科學技術出版社，2006。

[20] 嚴雋陶。推拿學 [M]。北京：中國中醫藥出版社，2009。

[21] 王旭東。中醫養生康復學 [M]。北京：中國中醫藥出版社，2004。

[22] 石學敏。針灸學：第2版 [M]。北京：中國中醫藥出版社，2013。

[23] 侯江紅。嬰童釋問 [M]。鄭州：中原農民出版社，2018。

[24] 武剛。情志學說研究思路探析 [J]。安徽中醫學院學報，2001，20（4）：4。

[25] 邢玉瑞。七情內涵及致病特點 [J]。中國中醫基礎醫學雜誌，2003，9（9）：626。

[26] 何文彬。《內經》情志致病理論及對後世的影響 [J]。浙江中醫學院學報，2000；24（5）：1。

[27] 韓晶傑。《內經》情志相勝理論及其養生應用研究 [D]。北京：北京中醫藥大學，2005。

[28] 趙宇寧。黃帝內經十二經絡養生法 [M]。北京：化學工業出版社，2011。

[29] 高樹中。一針療法 [M]。濟南：濟南出版社，2010。

[30] 程莘農，程紅峰，程凱。百年程氏針灸傳習錄 [M]。長春：吉林科學技術出版社，2015。

參考文獻

[31] 徐捷。有什麼別有病 [M]。北京：人民軍醫出版社，2007。

[32] 高武。針灸聚英 [M]。北京：人民衛生出版社，2006。

[33] 吳謙。醫宗金鑑 [M]。北京：人民衛生出版社，2006。

電子書購買　　爽讀 APP

國家圖書館出版品預行編目資料

在生活中養生：情志調養、飲食養生、經絡保健，中醫日常調養之道 / 呂沛宛，侯江紅 主編 . -- 第一版 . -- 臺北市：崧燁文化事業有限公司，2025.04
面；　公分
POD 版
ISBN 978-626-416-524-2(平裝)
1.CST: 中醫 2.CST: 養生 3.CST: 健康法
413.21　　114004223

在生活中養生：情志調養、飲食養生、經絡保健，中醫日常調養之道

臉書

主　　編：呂沛宛，侯江紅
發 行 人：黃振庭
出 版 者：崧燁文化事業有限公司
發 行 者：崧燁文化事業有限公司
E-mail：sonbookservice@gmail.com
粉 絲 頁：https://www.facebook.com/sonbookss/
網　　址：https://sonbook.net/
地　　址：台北市中正區重慶南路一段 61 號 8 樓
8F., No.61, Sec. 1, Chongqing S. Rd., Zhongzheng Dist., Taipei City 100, Taiwan
電　　話：(02) 2370-3310　　傳　　真：(02) 2388-1990
印　　刷：京峯數位服務有限公司
律師顧問：廣華律師事務所 張珮琦律師

定　　價： 299 元
發行日期： 2025 年 04 月第一版
◎本書以 POD 印製